U0289667

国家出版基金项目
NATIONAL PUBLICATION FOUNDATION

"十二五"国家重点图书出版规划项目

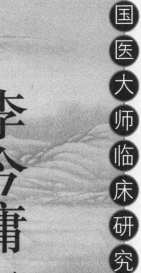

国医大师临床研究

李今庸特色疗法

李勤琳 李今庸 编委

李今庸 主编

科学出版社
北京

内 容 简 介

本书是国医大师李今庸教授总结整理的中医特色疗法，包括穴敷疗法、艾灸疗法、拔罐疗法、耳穴贴压法等，它们都具有简、便、验、廉之共同特点，在治疗疾病和家庭保健过程中，深受广大人民群众的欢迎。每种疗法的第一部分简要介绍了各种疗法的含义、起源发展、治病的基本原理、治疗作用、工具的使用、操作方法、实施步骤、注意事项、适应证及禁忌证等；第二部分介绍了每种疗法对各种病证的治疗。其中艾灸疗法中的"人体十四经脉循行及腧穴"可指导各疗法的循经用穴治疗。

本书可供广大中医临床医生及学生阅读使用，也能对广大中医特色疗法爱好者有所帮助。

图书在版编目（CIP）数据

李今庸特色疗法 / 李今庸主编. —北京：科学出版社，2015.2
（国医大师临床研究）
国家出版基金项目·"十二五"国家重点图书出版规划项目
ISBN 978-7-03-043107-3

Ⅰ. 李… Ⅱ. 李… Ⅲ. 中医学－临床医学－经验－中国－现代
Ⅳ. R249.7

中国版本图书馆 CIP 数据核字（2015）第 016774号

责任编辑：刘　亚　郭海燕 / 责任校对：张小霞
责任印制：赵　博 / 封面设计：黄华斌　陈　敬

科 学 出 版 社 出版

北京东黄城根北街16号
邮政编码：100717
http://www.sciencep.com

三河市春园印刷有限公司印刷

科学出版社发行　　各地新华书店经销

*

2015年2月第 一 版　　开本：787×1092　1/16
2025年4月第三次印刷　　印张：13 3/4
字数：319 000

定价：68.00元
（如有印装质量问题，我社负责调换）

目　　录

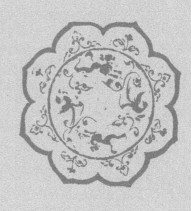

各类疗法之相应病证

感　冒

病症：恶寒，头痛，鼻塞，流清涕，周身酸楚疼痛，咳嗽吐稀痰，无汗，脉浮紧，舌苔薄白。或发热汗出，微恶风寒，头痛，咳嗽吐稠痰，咽喉痛痒，口中干燥作渴，脉浮数，舌苔薄、微黄。

咳　嗽

病症：以咳嗽为主。如因外感引起的咳嗽则兼有表证；如因内伤引起的咳嗽则兼有相关脏腑失调的病变证候。咳嗽吐痰，咽喉作痒，头痛寒热，脉浮，苔薄；或咳嗽吐痰，胸脘痞闷，纳呆食少，脉濡滑，苔白腻；或咳嗽胸胁引痛，面赤咽干，苔黄少津，脉弦数。

哮　喘

病症：呼吸急促，胸闷气粗，喉中有哮鸣声，喘息不得平卧；甚则张口抬肩。如风寒引起的兼见痰多清稀色白，形寒肢冷；风热引起的兼见咳吐黄稠痰，发热汗出，口渴，小便黄；如病久体虚引起的，则气短乏力，神疲劳倦，乏力气喘，脉弱。

中　暑

病症：头晕头痛，身热汗出，胸闷烦躁，口渴，恶心呕吐，身体倦怠，神疲乏力；甚至高热神昏，心慌，抽搐，汗出气短，面色苍白，两眼发黑，忽然昏倒。

呕　吐

病症：胃寒呕吐，吐清水稀涎，畏寒喜暖，苔白脉迟；胃热呕吐，呕吐物酸苦味臭，口中秽气，口渴喜冷饮；食积呕吐，脘腹胀满疼痛，嗳气吞酸食臭，大便干而多矢气，苔厚腻，脉滑实。

呃　逆

病症：胸闷气逆上冲，喉间呃呃连声，声短而频，不能自控，甚则妨碍说话、咀嚼、呼吸、睡眠等，其呃声或疏或密，间歇没有定时。

泄　泻

病症：腹痛，肠鸣，腹泻，大便稀薄，甚至如水样。或恶寒发热，头痛鼻塞；或腹痛即泻，泻后痛减，泻下粪臭便腐；或大便时泻时止，反复发作，胸闷纳差；或黎明腹泻，泻后痛减，四肢不温，舌淡苔白，脉沉细等。

痢　疾

病症：腹部疼痛，痢下里急后重，下痢赤白脓血；或肛门灼热，小便短赤，口渴心烦，身体寒热；或痢下黏稀白冻，下腹隐痛，胸脘痞闷，神疲肢冷，舌淡，脉细弱；或高热神昏，烦躁不安，甚则昏迷抽搐；或下痢时发时止，发作时便下脓血，里急后重，消瘦，乏力，舌淡，苔腻，脉弱。

便 秘

病症：大便数次减少，数日方行一次，排便时困难，难以排出。如属热壅，则身热口渴，脉滑，苔黄；如属气郁，则胁腹胀满或疼痛，嗳气频作，脉弦，苔腻；如属气血虚，则面色唇爪㿠白无华，头眩，心悸，脉弱，舌淡；如属寒凝，则腹中冷痛，喜暖，脉沉迟，苔白润。

眩 晕

病症：头晕旋转，两目昏黑，泛泛欲吐，甚者倒地，兼耳鸣耳聋，恶心呕吐，汗出身倦，肢体震颤。如兼肢体乏力，面色㿠白，心悸倦怠，为气血不足；如兼腰酸脚软，舌红脉弦，又因情志而发作，为肝阳上亢；如兼胸脘痞闷，食欲不振，呕吐纳差，苔腻脉滑，为痰浊中阻。

痫 病

痫病，又称癫痫。病症：痫，突然发作昏厥，抽搐，胸闷，呈不定时发病；癫，精神恍惚，神情呆痴，语言错乱不清。两者长期持续不愈。

失眠健忘

病症：不睡或少睡，睡时难以成眠，甚至通宵达旦。其因不同而各有兼证：或多梦易惊，健忘汗出；或头晕耳鸣，腰酸，舌红，脉细数；或善惊易怒，心悸多梦；或性情急躁烦乱，头晕头痛；或脘闷嗳气，腹部胀满，苔腻脉浮等。

惊悸怔忡

病症：心中悸动，时发时止，善惊易恐，坐卧不安，多梦易醒。或面色无华，头晕目眩；或心烦少寐，头昏耳鸣；或胸腹痞闷，神疲乏力，形寒肢冷；或心绪烦躁不宁，恍惚多梦等。

汗 证

病症：自汗，汗出恶风，身体酸楚，寒热。或面色㿠白，畏寒肢冷，动则汗出甚；或蒸蒸汗出，口渴喜饮，面赤心烦，大便干结。盗汗，睡时汗出，醒时汗止，心悸少寐，面色无华。或潮热盗汗，虚烦少寐，五心烦热，舌红少苔，脉细数。

肺 痈

病症：咳嗽吐腥臭稠痰，甚者咳吐脓血，胸中疼痛，呼吸不利，口鼻干燥，口渴喜饮，烦躁，小便黄赤，舌红苔黄，脉滑数。

吐 衄

病症：口中或鼻中出血，或发热咳嗽；或口渴，烦热便秘；或口苦胁痛，烦躁易怒；或面色㿠白，神疲乏力，头晕，心悸，耳鸣等。

黄 疸

病症：目黄，身黄，小便黄赤。若湿热黄疸，则面色鲜明，发热，口渴，小便短少，腹胀便秘，舌红，脉滑数；若寒湿黄疸，则面色晦暗，神疲乏力，食少便溏，畏寒肢冷，脘腹痞胀，舌淡，脉沉迟无力。

水 肿

病症：初起面目微肿，或足跗微肿，继则肿及四肢甚或全身，皮肤光泽，按之没指，小便短少。如属阳证，多为急性发作，兼寒热咳喘，胸闷，或身体困重倦怠；如属阴证，则发病多由渐而始，兼面色苍白，不思饮食，腰酸楚，脚寒肢冷神疲，舌淡，苔白，脉沉。

积 聚

病症：腹内胀满，按之有结块，或痛或不痛。或胸胁胀痛，情志不遂，易悲易忧；或脘腹胀痞，纳呆，便秘；或时有寒热，面黯消瘦，身体乏力。

淋 证

病症：排尿时茎中涩痛，淋沥不尽。或见少腹胀满，点滴难下，甚或忽然腰痛，有兼尿中带血；或尿中时挟带砂石；或小便浑浊，黏稠如膏；亦有不耐劳累，遇劳则发作者。

癃 闭

病症：小便涓滴不利，或点滴全无。少腹急痛，或胀或不胀；或面色㿠白，神气怯弱；或烦热口渴，舌红，苔黄，脉数。

消 渴

病症：口渴引饮，多食消瘦，小便频数而量多，舌红，苔黄，脉数。或大便干结，头昏乏力，腰膝酸软。

遗 精

病症：梦中遗精，夜寐不安，阳强易举。或头目眩晕，心悸，耳鸣，腰酸，精神不振等。滑精则不拘昼夜，动念常有精液滑出，形体瘦弱，脉象细软。

阳 痿

病症：阴茎萎软无力，不能勃起或勃而不坚。头晕目眩，面色㿠白，神疲乏力，腰膝酸软，脉象细弱。

疝 气

病症：少腹痛引睾丸，或睾丸、阴囊肿大胀痛。如为寒疝，则阴囊冷痛，睾丸坚硬拘急控引少腹；如为湿热疝，则阴囊肿热，睾丸胀痛；如为狐疝，则少腹“气冲”部与阴囊牵连胀痛，立则下坠，卧则入腹，久之则阴囊偏大。

中　风

病症：中经络，突然口眼歪斜，肢体麻木，语言不利，口角流涎，甚则出现半身不遂。兼见身体寒热，舌苔薄白，脉象弦细或浮数。中脏腑，突然昏仆，神志不清，半身不遂，舌强语涩，口眼歪斜。如见神志昏迷，牙关紧闭，两手握固，面赤气粗，喉中痰鸣，二便闭塞，舌苔黄腻，脉弦滑而数，是为中风闭证；如见目合口张，鼻鼾息微，手撒遗尿，四肢厥冷，汗出，脉象细微，则为中风脱证。

面　瘫

病症：睡眠醒来时，突然一侧面部麻木松弛，不能作蹙额、皱眉、露齿、鼓颊等动作。口角向健侧歪斜，漱口漏水，患侧额纹消失，鼻唇沟平坦，眼睑闭合不全，迎风流泪，少数患者初起时有耳后、耳下及面部疼痛。

头　痛

病症：头痛。或发时痛势阵作，如锥如刺，痛有定处，甚则头皮肿起成块；或两侧头痛，目眩，心烦善怒，口苦面赤，脉弦数；或痛势绵绵，头目昏重，神疲乏力，面色无华，畏寒喜暖，脉细弱。临床上以疼痛部位不同，将头痛分为前头痛、后头痛、头顶痛、偏头痛、全头痛。

胸　痹

病症：胸闷如窒，呼吸不畅，咳嗽喘息，心悸，甚则胸痛彻背，背痛彻心，喘息不能平卧，面色苍白，自汗出，四肢逆冷，舌淡苔白，脉象沉细。

胁　痛

病症：一侧或两侧胁肋疼痛。或疼痛攻窜不定，每因情志因素而发，胸闷，食少，嗳气，脉弦。或胁痛，口苦，胸脘痞闷，纳呆，恶心，呕吐，便黄，苔黄腻，脉弦数；或胁痛如刺，痛处不移，入夜更甚，胁下或见症块，舌紫暗，脉沉涩；或两胁引痛，劳累而发，口干，心中烦热，头晕目眩，舌红少苔，脉弦细。

胃　痛

病症：胃脘疼痛。或突然发作疼痛，身体寒热，局部喜暖怕冷，口淡不渴，苔白；或胃中隐隐作痛，呕恶，泛吐清水，喜暖喜按，手足不温，神疲乏力，脉虚软。如肝气犯胃，则胃脘疼痛胀满，牵引两胁下，嗳气频频，呕逆酸苦，苔薄白，脉象沉弦。

腹　痛

病症：腹部疼痛、胀满、拒按，厌食，嗳腐吞酸；或腹部痞痛，痛势急暴，畏寒怕冷，大便溏薄，四肢不温；或腹痛绵绵，时发时止，痛时喜温喜按，神疲乏力，舌淡苔薄白，脉沉细。

腰 痛

病症：腰部一侧或两侧疼痛。如外感寒湿者，则腰部冷痛重着，转侧不利，遇气候变化、阴雨寒冷则发病加重。如血瘀气滞、腰肌劳损者，则疼痛固定不移，痛如针刺，轻者俯仰不便，重者因痛剧而不能转侧，痛处不可触摸。如肾虚腰痛，则腰部酸软空虚，隐隐作痛，绵绵不已，腿膝乏力，劳累后则更甚，卧则减轻，有的可伴有神疲乏力倦怠，面色㿠白，手足不温，精冷等症；有的可伴有心烦失眠，口燥咽干，手足心热，尿黄，舌红，苔黄，脉数等症。

痹 证

病症：风寒湿痹，肢体关节酸痛，活动则疼痛加剧，或部分肌肉酸重麻木，迁延日久，可致肢体拘急，甚则各部大小关节肿大。如风气偏重，则疼痛呈游走性；如寒气偏重，则局部痛甚而冷，得热可减；如湿气偏重，则肢体沉重酸痛。风湿热痹，关节疼痛，痛处有灼热感，或见红肿，痛不可触近，得冷则舒缓，关节活动障碍，并兼有发热，口渴，烦闷不安，舌苔黄燥，脉象滑数等症。

痿 证

病症：四肢肌肉弛缓无力，运动障碍，甚则全无，肌肉日渐消瘦，日久不已则肌肉萎缩不用。如为肺热阴伤，则有发热，咳嗽，心烦，口渴，小便短赤；如为湿热蕴蒸，则有身体发热重，胸闷，小便混浊，苔黄腻，脉濡数；如为肝肾不足，则有腰脊酸软无力，遗精早泄，头晕目眩，舌苔红，脉细数。

疟 疾

病症：寒热往来，汗出而息，休作有时。病之初，呵欠乏力，毛孔粟起，旋即寒战鼓颌，肢体酸楚，继而内外皆热，体若燔炭，头痛如裂，面赤唇红，口渴引饮，得汗则热退身凉。舌苔白腻，其脉寒战时弦紧、发热时滑数。间时而作，有一日一发、二日一发、三日一发的。如果久疟不愈，左胁下可出现痞块，按之作痛或不痛，叫做疟母。

坐骨神经痛

病症：臀部、大腿后侧、小腿后外侧及足部发生烧灼样，或针刺样疼痛，活动则加重。如属原发性坐骨神经痛，则呈急性或亚急性发作，沿坐骨神经有放射痛和明显的压痛点，起病数日最剧烈，经数周或数月渐渐缓解，常因感受外邪而诱发。如属继发性坐骨神经痛，除原发病外，咳嗽、喷嚏、排便等均可使疼痛加剧，腰椎旁有压痛及叩击痛，腰部活动障碍，活动时下肢有放射性疼痛感。

三叉神经痛

病症：疼痛突然发作，以面颊上下颌部为主见，病发时间短暂，数秒钟或数分钟后缓解，一段时间后又可复发作，并常因触及面部的某一点而诱发，疼痛时呈阵发性闪电样剧痛，其痛如刀割、针刺、火灼，可伴有疼痛侧面部肌肉抽搐、流泪、流涕及流涎等现象。

肩　凝

病症：外感风寒者，肩部散漫疼痛，昼轻夜重，动则疼痛加剧，活动受限，局部畏寒，得温痛减，舌淡苔白，脉浮弦或浮紧；经脉失养者，肩痛日久，肩部筋经、肌肉失养、挛缩而软短，举臂不及头，后旋不及背，酸痛乏力，局部畏寒，得温则减，受寒则剧，舌淡苔白，脉细。

骨　痹

病症：轻者头、颈、肩臂麻木疼痛；重者肢体酸软无力，甚至大小便失禁，瘫痪。此即通常所说的颈椎病。

月经不调

病症：月经或先期或后期或先后不定期。先期者，即月经提前而至，甚至经行一日二次，经色鲜红而紫，伴有烦热、口干渴而喜冷饮，舌红苔黄脉数；后期者，即月经推迟未潮，甚至四五十天一次，经色暗淡，畏寒喜暖，小腹发凉，舌淡苔白，脉迟弱；先后不定期者，即月经来潮无固定期限，经量或多或少，经色或紫或淡，体质虚弱，面色萎黄，舌淡，脉象细涩。

痛　经

病症：实证，行经不畅，少腹疼痛。血瘀者，腹痛拒按，经色紫红而夹有血块，下血块后痛即缓解，脉象沉涩，舌质紫暗；气滞者，胀甚于痛，或胀连胸胁，胸闷泛恶，脉象弦。虚证，月经净后腹痛，痛势绵绵不休，少腹柔软、喜温喜按，经量减少，并每伴有腰酸肢倦、纳呆、心悸、头晕、舌淡、脉弱等症。

经　闭

病症：如果血枯经闭，则经量逐渐减少，终乃闭止，并兼有纳呆食少、大便稀溏、面色唇爪色泽不荣、头晕心悸、精神疲倦、舌淡脉细涩；如果血滞经闭，则月经闭止，少腹作胀作痛，并伴有烦热、口渴、胸闷等症，重症时则腹部出现癥瘕，大便干结，肌肤甲错，舌质紫暗或有瘀点，脉沉弦而涩。

崩　漏

病症：崩中漏下。初起血量多，颜色紫红，血浓稠而夹有瘀块，腹痛拒按，便秘，口干作渴，是为实热者；血色鲜红，头晕耳鸣，心悸失眠，午后潮热，是为阴虚者；病久漏下，血色淡或晦暗，少腹冷痛，面色㿠白，神疲乏力，倦怠嗜卧，胃纳减少，是为气虚者；漏久不止，或崩血过多，出现昏厥，面色苍白，冷汗淋漓，呼吸急促，四肢逆冷，脉微欲绝，是为阳虚者。

白带过多

病症：带下量多，色白气腥，质稠无臭，绵绵不断，伴有腰膝酸重无力、神疲乏力、头晕肢软、食欲不振、便溏腹冷，舌淡苔白或腻或白滑，脉象缓弱或沉迟。

妊娠恶阻

病症：脾胃虚弱者，妊娠四五十天左右，始觉脘腹痞胀，呕恶不食或食入即吐，四肢倦怠，思睡懒言，舌质淡或边有齿印，苔白，脉缓滑而无力；肝胃不和者，呕吐苦水或酸水，脘闷胀痛，嗳气叹息，精神抑郁，舌淡苔白，脉弦滑。

胎位不正

病症：胎位异于胞宫的正常位置，如臀位、横位等。原因有多种，中医认为气血阻滞，肾阳受损是导致胎位不正的主要原因。

滞 产

病症：孕妇临产时浆水已下，阵痛减弱，胎儿却不能娩出，并伴有精神疲倦，脉象沉细，甚或散乱。

胞衣不下

病症：如果是气虚，产后胞衣不下，少腹微胀，按之不痛，有块不坚，阴道流血量多，色淡，并伴有面色㿠白、头晕心悸、神疲气短、畏寒喜暖，舌淡苔薄白，脉虚弱。如果是血瘀，产后胞衣不下，小腹疼痛，拒按，按之有块而硬，恶露甚少，色黯红，面色紫暗，舌质黯红，脉沉弦或沉涩。

乳 缺

病症：乳少甚至全无，乳汁清稀，乳房柔软而无胀痛感，面色唇爪无华，心悸气短，纳少便溏，舌淡红，脉细弱；或乳汁不行，乳房胀硬而痛，胸胁胀满，食欲减退，大便干结，小便短赤，舌苔薄黄，脉弦或弦数。

乳 痈

病症：乳房结块，红、肿、热、痛，症重时则腐烂化脓外溃。本病往往发生在产后哺乳期间，尤以初产妇为多见。

产后恶露不尽

病症："恶露"，是指产妇分娩后，由阴道排出的余血和浊液。临床上常见有气滞和血瘀两种。产后恶露不下，或下亦甚少，小腹胀痛，胸胁胀满，舌淡苔薄白，脉弦，是为气滞；产后恶露甚少或不下，色紫暗，小腹疼痛拒按，痛处有块，舌紫黯，脉涩，是为血瘀。

产后腹痛

病症：产后小腹隐隐作痛，腹软而喜按，恶露量少色淡，头晕耳鸣，大便干燥，舌淡苔薄，脉虚细；或产后小腹疼痛拒按；或得热稍减，恶露量少，涩滞不畅，色紫暗而有块；或胸胁胀痛，面色青白，四肢不温，舌质黯，苔白滑，脉沉紧或弦涩。

产后血晕

病症：产后阴道出血量多，人突然昏晕，面色苍白，心悸，惯闷不适，昏不知人，甚则四肢厥冷，冷汗淋漓，舌淡无苔，脉微欲绝或浮大而虚。

产后发热

病症：产后身体发热。或发热恶寒，小腹疼痛拒按，恶露有臭气；或寒热时作，恶露量少或不下，小腹疼痛拒按；或恶寒发热，肢体疼痛，咳嗽流涕；或产后失血过多，微热自汗，头晕目眩，心悸失眠等。

不孕症

病症：不孕症指夫妻同居 2 年以上，双方生育能力正常，而未能怀孕者。或月经不调，经色量少暗淡，体虚乏力，小腹不温；或经行不畅，少腹胁肋胀痛；或经中有血块，少腹疼痛拒按，舌黯有瘀斑。

小儿惊风

病症：急惊风，初起壮热面赤，摇头弄舌，咬牙龂齿，睡中惊悸，手足乱动，烦躁不宁；继则神志昏迷，两目直视，牙关紧闭，角弓反张，四肢抽搐、颤动，或阵发或持续不已；或呼吸急促，便秘尿赤，脉浮数紧弦，指纹青紫相兼。慢惊风，面黄肌瘦，精神萎顿，肢体倦怠，呼吸气缓，口鼻气冷，不思饮食，囟门低陷，昏睡露睛，四肢厥冷，或有吐逆，尿清便溏，或完谷不化，时有颈项强直，手足抽搐，脉沉迟无力，舌淡苔白，指纹青淡。

小儿泄泻

病症：腹痛泄泻，便黄气臭，或泻下急迫如注，口渴，有热，小便短少；或便下稀溏色淡，臭气轻轻或为腥气，腹痛喜温喜按；前者为有热，后者为有寒。如果伤食而泻，则腹胀腹痛，泻后痛胀减轻，口臭纳呆，大便腐秽酸臭状如败卵；如果脾胃虚弱而致泄泻，则为久泻不愈，大便清稀如水样，并伴有不消化食谷、面黄肌瘦、精神不佳等现象。

小儿积滞

病症：伤乳者，呕吐乳片，口中有乳酸味，不欲吮乳，烦躁不安，腹痛哭啼，时作时止，腮红赤，苔白厚，指纹紫滞；伤食者，呕吐酸馊食物残渣，脘腹胀痛拒按，烦躁，纳呆厌食，大便臭秽，脉弦滑；脾虚者，兼见面色萎黄，纳呆不欲食，便溏稀薄，腹满喜温喜按，舌淡苔白而厚腻，脉象细弱，指纹青淡。

小儿疳证

病症：发病缓慢，初起身微发热，或午后潮热，喜食香咸、酸味等物，口干腹膨，便泻秽臭，尿如米泔，烦躁不安，啼哭，不思饮食；继则积滞内停，肚大脐突，面色萎黄，形体消瘦，肌肤甲错，毛发稀疏；久延则见神疲肢软，面色㿠白，气虚乏力等症。

小儿顿咳

病症：初咳时期，症似外感，常有咳嗽，流涕，微热，后外感证消失，而咳嗽逐日加重；痉咳时期，咳嗽频频阵作，咳后有回吼声，反复不已，入夜尤甚，痰多而黏，吐后阵咳暂止；末咳时期，咳嗽次数减少，且持续时期缩短，咳嗽无力，气短声怯，咳痰清稀而少，面色淡白，纳食减少，舌淡，脉虚弱。

小儿发热

病症：小儿身体发热。或恶寒头痛，鼻塞流涕，咳嗽胸闷，吐痰，咽干，口渴喜饮，苔薄脉浮；或发热少气，肢体无力倦怠；或发热，午后、夜间加重，消瘦，盗汗，颧红，头晕；或发热腹胀满，嗳腐吐酸，纳差，苔腻等。

小儿疝气

病症：睾丸、阴囊肿胀疼痛，以及小腹牵引作痛，甚则痛剧难忍；或寒热，苔黄白，脉弦或沉细。

小儿夜啼

病症：小儿睡喜伏卧，入夜则曲腰啼哭，四肢不温，食少便溏，面色青白，唇舌淡而舌苔白，脉象沉细，指纹青红；或睡喜仰卧，见灯火则啼哭愈甚，烦躁不安，小便短赤，面唇红赤，舌红，苔白，脉数，指纹青紫；或小儿时受惊骇恐惧，睡中时作惊惕，紧偎母怀；或夜间脉来弦急而数。

小儿尿床

病症：睡梦中尿床，轻者数夜一次，重者一夜数次，醒后方始察觉。常伴有面色㿠白，精神疲软，四肢无力，纳差消瘦等症。

小儿痄腮

病症：发热，以耳垂为中心出现弥漫性肿胀疼痛，甚则肿处拒按，咀嚼困难，口渴烦躁，伴有寒热头痛、倦怠无力，舌红苔黄，脉浮数等症。

小儿鹅口疮、口疮

病症：鹅口疮，口腔内出现白屑，逐渐蔓延，白屑互为堆积，状为凝乳块，随擦随生，不易清除，伴有烦躁不安、啼哭不休，甚则妨碍饮食，吞咽困难，呼吸不利。口疮、唇舌或颊内、齿龈等处黏膜有大小不等、数目不一的黄白色或白色溃烂点，兼有发热、颧红、烦躁、小便短赤，舌红苔黄，脉数等症。

小儿虫病

病症：脐腹周围疼痛，时作时止，食欲不振，恶心呕吐，口角流涎，面黄不泽，消瘦，睡中龂齿，鼻孔作痒；或饮食异常，夜间睡眠不安，肛门周围及会阴部瘙痒，大便时排出虫体。

丹　毒

病症：发病迅速突然，患处皮肤焮红灼热疼痛，按之更甚，局部边缘清楚而稍突起，很快向四周蔓延，中间由鲜红转为暗红，经数天后脱屑而愈；或起水疱，破烂流水，疼痛作痒；亦有烦渴身热，便秘，小便短赤等，甚至见壮热、呕吐、神昏谵语、痉厥等邪毒内攻之症。

疔　疮

病症：初起状如粟粒，颜色或黄或紫，或起水泡，脓疮，根结坚硬如钉，自觉麻、痒而疼痛微，继则红肿灼热，肿势蔓延，疼痛增剧，多有寒热，甚则壮热烦躁，呕吐，神志昏愦。

风　疹

病症：发热迅速突然，身上突现疹块，数十分钟或数小时后自行消退，或退后又发，发时皮肤瘙痒异常，局部成块成片，可伴有呼吸困难、腹痛等症状。

湿　疹

病症：周身或胸背、腰腹、四肢都出现红色疙瘩，或皮肤潮红而有集簇或散发性粟米大小的红色丘疹或丘疹水疱，瘙痒，抓破流黄水，或皮肤损坏溃烂；常伴有心烦、口渴、便干、尿赤等症。慢性者经常反复发作，绵绵不愈，日久皮肤逐渐增厚，皮纹增粗，出现鳞屑、苔癣样改变。

牛皮癣

病症：皮疹发生发展迅速，皮肤潮红，皮疹多呈对称性点滴状，鳞屑较多，表层易剥离，基底有点状出血，瘙痒，并伴有口舌干燥、心烦易怒、大便干结、小便黄赤，舌红苔黄或腻，脉弦滑或数。病程日久则皮疹色淡，皮损肥厚，颜色暗红，经久不退，舌质紫暗或见瘀点、瘀斑，脉涩或细缓。

蛇串疮

蛇串疮，即西医学之带状疱疹。病症：初起皮肤发热灼痛，或伴有轻度发热、疲乏无力、食欲不振；继则皮肤潮红，出现绿豆或黄豆大小簇集成群的水疱，累累如串珠，聚集一处或数处，排列成带状。疱液初起透明，五六天后转为浑浊。轻者仅皮肤刺痛，无典型水疱；重者小疱变成大疱或血疱，疼痛剧烈，后期（两三周），疱、疹逐渐干燥，结痂，最后痂退掉而愈。

肠 痛

病症：初起脘脐部作痛，旋即移至右下腹部，以手按之则疼痛加剧，痛处固定不移，腹皮微急，右腿屈而难伸，并有发热恶寒，恶心呕吐，便秘尿黄，苔薄黄而腻，脉数有力等症。若痛势剧烈，腹皮拘急拒按，局部或可触及肿块，壮热自汗，脉象洪数，则为重证。

痔 疮

病症：自觉肛门处有异物感，实为痔核突起，出血，但血量不等，其颜色鲜红或暗红，疼痛或不痛，严重时可致局部肿胀、糜烂、坏死。

扭 伤

病症：受伤部位肿胀、疼痛，关节活动障碍等。

落 枕

病症：多在早晨起床后，一侧项背发生牵拉疼痛，甚则向同侧肩部及上臂扩散，头向一侧歪斜，颈项活动受到限制，并常在一侧颈肩部或肩胛间有明显压痛点和肌肉痉挛现象。

目赤肿痛

病症：目赤肿痛，畏光，流泪，眼涩难开。或兼有头痛、发热，脉浮数症；或兼有口苦、烦热、脉弦数症。

耳鸣耳聋

病症：实证者，暴病耳聋，或耳中觉胀，鸣声不断，按之不减，兼见面赤口干，烦躁易怒，脉弦；或兼见寒热头痛，脉浮等。虚证者，久病耳聋，或耳鸣时作时止，过劳则加剧，按之鸣声减弱，多兼有头昏、腰酸、遗精、带下、脉虚细等。

聤 耳

病症：聤耳，亦称脓耳，即耳内流脓。如果是肝胆湿热，则起病迅速，耳痛剧烈，耳鸣耳聋，头目疼痛，或兼有发热、口苦、咽干、便秘、尿黄等症；如果是脾胃虚弱，则耳内流脓日久，时发时止，脓液或黏稠或稀如蛋清，耳鸣耳聋，或兼有身体倦怠、纳呆食少、腹胀便溏等症。

夜 盲

病症：视力白天正常，傍晚则模糊不清。常伴有头晕头痛，耳鸣，眼睛干涩，健忘少寐，腰膝酸软等症。

针　眼

病症：初起眼睑部位生一小结，局部轻微痒痛，继则红肿热痛而拒按，轻者数月内可自行消散，较重者经三四个月后出现脓点，溃破排脓后始愈，如严重时可致整个眼睑部位漫肿，紫胀剧痛。

眼睑下垂

病症：轻者上眼睑下垂半掩瞳孔，重者遮盖整个黑睛，无力睁开。日久额皮皱褶，眉毛高耸，甚则需用手指拈起上眼胞才能视物。双侧下垂者，每有仰头视物的姿态，亦有晨起较轻，午后、疲劳或连续眨眼而下垂加重。

近　视

病症：近处视物尚清楚，远处望去却模糊，久视则目珠隐胀而痛，干涩不适，伴有头晕耳鸣，腰膝酸软，脉沉细，舌质淡红少苔。如为先天所致，则望远朦胧，阅近较清晰，但久视亦昏，伴见有双影，兼见面色不华、畏寒肢冷、腰膝酸软、舌淡苔白、脉沉缓等症。

斜　视

病症：如为风痰阻络，则发病骤然，目睛偏斜一方，并兼有恶心呕吐，步履不稳，头晕目眩，舌苔白腻，脉弦滑等症；如为脾肾亏虚，则目睛偏斜且逐渐加重，并伴有视物不清、不耐久视、神情呆木、体倦乏力、舌淡、脉细弱等症。

鼻　渊

病症：时流浊涕，色黄腥秽，鼻塞不闻香臭，或兼有咳嗽、头额隐痛、舌红苔白腻、脉数等症。

鼻　鼽

病症：突然发作喷嚏、鼻痒、鼻流清涕、鼻塞等一系列鼻过敏现象，并呈反复发作型。

乳蛾（喉蛾）

病症：畏寒发热，吞咽疼痛，病初一侧发作，继则两侧，可见扁桃体红肿，周围充血，脉数舌红。

咽喉肿痛

病症：咽喉红肿疼痛，局部灼热，食物时吞咽不利，伴有咳嗽、口渴、便秘等；如为阴虚者，则咽喉稍见红肿，疼痛较轻，或吞咽时感觉痛楚，微有热象，入夜则见症较重。

牙　痛

病症：牙痛剧烈，或呈阵发性，遇冷痛减，受风或热则痛势剧增，头痛，口渴欲饮，口臭，舌苔黄腻，脉洪数；亦或牙齿隐隐作痛，时作时息，牙齿松动，头晕眼花，腰膝酸痛，口干不欲饮，舌红无苔或少苔，脉细数。

鸡 眼

病症：鸡眼为豌豆大小，颜色微黄，呈圆锥形角质增生，其基底部向外略高出皮面部，质地坚实，表面光滑有皮纹，尖端向内压迫真皮乳头层，可引起疼痛，若疼痛厉害，可妨碍步行走路。

冻 伤

病症：手足、鼻尖、面颊等部位受冻，初起皮肤苍白，麻冷感觉，继则成肿、青紫，形成瘀斑，自觉灼热、痒痛，有时出现大小不等的水疱，如果水疱破损，无感染则逐渐干枯，结成黑痂，不久脱落可愈；如有水疱破损并受感染，则局部糜烂或溃疡。

烧烫伤

病症：一度红斑性表皮损伤，烧烫伤部位发红、干燥、无水泡、疼痛、感觉过敏；二度水泡性真皮损伤，烧烫伤部位起水泡、疼痛；三度焦痂性全层皮肤或皮下、肌肉、骨骼损伤，烧烫伤部位先起水泡、干燥、白色或焦枯，早期皮下水损不痛（无痛感）。

毒蛇咬伤

病症：局部病症，患处有较粗大而深的毒牙齿痕。毒蛇咬伤后，或局部不红不肿，无渗液，痛感轻，麻木；或伤口剧痛，肿胀，起水泡；或伤口中心麻木，周围红肿热痛、有水疱。全身症状，轻者头昏头痛，出汗，胸闷，肢软；重者或瞳孔散大，视力模糊，语言不清，牙关紧闭，呼吸困难，昏迷，脉弱，或寒战发热，全身肌肉酸痛，皮下或内脏出血，甚者中毒性休克，循环衰竭。

面部色斑

病症：其色黄褐或深褐，斑片大小不等，且形状不规则，边界清楚，常分布于颧颊，口鼻周围一般无任何自觉症状。间或有胸胁胀痛，经血不调，脉弦缓或弦滑；亦或有腹胀纳呆，气短肢乏，头晕耳鸣，腰膝酸软等症。

雀 斑

病症：鼻面部及颈项、肩背、手背等处皮肤有黄褐色斑点，并呈对称性分布，斑点疏密不一、多少不等。斑点表面光滑，边界清晰整齐，呈圆形或椭圆形，日晒后可使其颜色加深，常伴有胸胁胀满、舌红、苔黄、脉数等症。

狐 臭

病症：腋下汗出，汗液带有特殊臭气，甚至在乳晕、脐腹、股沟、阴部等处也可产生臭秽之气味。

扁平疣

病症：皮肤起扁平丘疹，大小如针尖至粟粒样，呈圆形或不规则形，表面光滑，略高出皮肤表面，触之较硬，呈浅褐色、灰白色或正常皮色，疣体大小不等，数目有多有少，略有痒感，无其他自觉症状。本病病程进展缓慢，有自愈性，亦可有复发现象。

痤 疮

病症：颜面、前额、颧部、下巴等处可见散在性针头或米粒大小的皮疹，重者亦可见于胸背部，其色红或稍红，皮疹顶端有黑头，挤压时可出粉刺，有时还可见脓头。常伴有口渴引饮，便结尿赤等证。日久或经年不退，其色暗红或紫暗，舌质黯红或有瘀斑，脉沉细或涩。

酒渣鼻

病症：鼻尖及鼻翼部发红充血。如为肺胃积热，则其皮肤光亮，鼻部油腻、赤热，口干渴饮；如为血热壅聚，则鼻部颜色深红，血丝显露，丘疹脓疮；如为血瘀凝滞，则鼻部颜色暗红或紫红，肥厚增大，增生如瘤。

脱发（斑秃）

病症：如属虚，则脱发呈稀疏状，少数患者亦可呈片状脱落，毛发枯槁无光泽，神疲乏力，腰膝酸软，舌红少苔，脉沉无力；如属实，则脱发可呈稀疏状，也可呈片状，甚至全脱，头皮灼热瘙痒，舌红苔黄，脉弦滑数。

肥 胖

病症：形体肥胖，肌肉松弛，嗜睡倦怠，动则气短，口淡食少，或乳房肥大，腰酸腿软，女子月经不调，量少，男子阳痿早泄，舌淡而胖，脉缓弱或濡细。

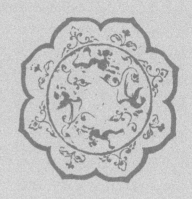

穴敷疗法

第一部分　穴敷疗法简介

一、穴敷疗法的概念

穴敷疗法是将药物涂抹或贴敷在人体相应的经穴部位，以刺激穴位，通过经络的传输、脏腑的相互作用，而达到治疗疾病的目的，是中医的一种独特外治疗法。

二、穴敷疗法的起源和发展

穴敷疗法是一种较为古老的药物外治疗法，并广泛地流行和应用于民间。

其最早的文献记载，见于长沙马王堆出土的《五十二病方》，书中有外敷、浴法、熏法等多种外治疗法的记载，文字"蚖……以蓟印其中颠……"，这里的"蚖"，是指一种毒蛇，意即被毒蛇咬伤；"蓟"，音"芥"，意即芥子泥；中颠，头顶正中部，意指百会穴。文中之意释为：用芥子泥贴敷百会穴，使局部皮肤发红发泡，以治疗毒蛇咬伤证。这是典型的穴敷外治疗法的明文叙述。经典著作《黄帝内经》也不乏关于外治疗法的记载，其"外者外治"之经典语言，不断指导着后世外治疗法的发展。汉代《伤寒杂病论》，晋代《肘后备急方》，唐代《千金要方》、《千金翼方》、《外台秘要》，宋代《太平圣惠方》，元代《世医得效方》，明代《本草纲目》、《普济方》，清代《医宗金鉴》、《张氏医通》等都有相关的文字叙述及大量丰富的治疗内外诸疾外治方药的记载。如晋代葛洪《肘后备急方》有"治疟疾寒多热少，或但寒不热，临发时，以醋和附子末涂背上"，"乌头研末、以鳖血调敷，待正，则即揭去"。清代有一部外治法之集大成著作，那就是吴师机《理论骈文》，收载了大量的穴位贴敷治疗方法。

吴师机说："外治之理，即内治之理，外治之药，亦即内治之药，所异者法耳。"意思是说，内治、外治，在理、方、药这三方面均相同，只是使用的方法不同罢了。对于前人的方剂，吴氏认为都可以照方用于外治，或只择其一二味药而用之，或于经验中另选单方用之，如果遇到疑难之证时，尚"可以自抒其见，不致恐失人情而成坐视"。

新中国成立以来，全国各地运用穴敷疗法治疗各种疾病的经验极其丰富，治疗范围日趋广泛。已发展到用于内科、外科、妇产科、儿科、五官科等各科疾病之中，而且越来越显示出它的特有生命力。

我们有理由相信，随着医疗疾病各种方法的不断运用和发展，穴敷疗法也将以它独特的治病优势而越来越会受到广大医疗工作者和人民群众的喜爱和欢迎，使之广为流传，被大力运用。

三、穴敷疗法的作用机制

穴敷疗法的作用机制，源于人体的脏腑经络理论。

（1）脏腑经络，内外一体，腧穴隶属脏腑经络，为脏腑经络之气出入、汇集之处。人体有病，可以内外反映，同样，药物治疗也可以内外应用。穴敷疗法就是依据这一原理，将药物贴敷在人体体表的某一，或某几个相应的经穴上，使这些药物通过对穴位的刺激作用和对经络的调节作用，使人体内外阴阳平衡、升降协调、脏腑和谐、气机通利，人体内在的生理功能正常，正气充实，则邪气无由所生、所居，故疾病去，人体安康。

（2）药物具有不同的性味归经和治疗作用，当某一脏腑或经脉部位发生病变时，可以通过所属的外在经穴给予药物敷贴，不同性味的药物之气，一方面，通过其渗透作用，深入皮肤肌理；另一方面，通过其经络的传导作用，使归经之药物直达所属之脏腑，从而达到以药气调脏气的目的，疾病去，则人体安康。

总之，穴敷疗法治病的作用机制，就是以不同性味、不同归经、不同疗效的药物作用于不同经穴部位上，使药物和穴位发生共同作用，而达到去疾无病之疗效。

四、穴敷疗法的独特优势

穴敷疗法的运用，从古至今，已有上千年的历史，具有它独特的治疗优势：①方法简单，操作易行。用药物外用敷贴，即可治疗疾病。②选药广泛，适应证强。在众多的药物中，可以选择最适宜的用药，用于内、外、妇、儿、五官等各类证。③疗效显著，经济实用。用简单的药物外贴，即可达到治疗各种疾病的效果，价廉而具实效。④药用安全，少有不良反应。有选择性地运用药物外敷，可以减少药物对人体的毒副作用，达到安全、可靠的治病目的。

五、穴敷疗法的运用原则

穴敷疗法治病的原则，亦同于内治疗法，具体而言：

（1）坚持"辨证论治"原则。临症时，医者通过"四诊"合参，运用"八纲"辨证，对所治之病进行分析、综合、归纳，给予正确的药物治疗。

（2）遵守"三因治宜"原则。同内治法一样，穴敷疗法也要遵循"因人制宜，因地制宜，因时制宜"原则。不同患者，不同地域，不同时间，都要有不同的治疗原则和治疗药物。

（3）病分先重缓急。治疗疾病，要分先重缓急，病孰重，病孰轻；病孰主，病孰次，本着先重后缓，先主后次的原则，给予用药治疗。

（4）随证立法处方。根据病情的具体情况，选择正确的药物和适当的剂型给予敷贴穴位。不同的病情采用不同的药物、不同的剂型和不同的使用方法，可以达到"外治要求其本"的治疗原则。

六、穴敷疗法应用时的注意事项

穴敷疗法虽具有安全实效等独特优势，但治疗疾病毕竟是用药而行，故临床应用当注意几点：

（1）穴敷前，要询问病史，对于有患皮肤过敏，局部急、慢性湿疹及其他皮肤病的患者，用药时，要小心谨慎，或暂不宜施用此疗法。

（2）敷贴时，要选准穴位或应用的经穴部位，给予 75% 乙醇消毒，方可用药。

（3）对于久病体弱、孕妇或患有严重疾病之人，用药不可过量、过大，以防意外。

（4）小儿用穴敷时，注意防护，用药时间不可过久，以免药入口或伤害娇嫩的皮肤。

（5）尽可能选用少有刺激性，或有毒副作用的药物敷贴，以免引起局部或全身变故，发生不良后果。

（6）敷贴的药物，一般要在药物上覆盖纱布或塑料布或油纸，用胶布固定，勿使药物移动或脱落经穴之外。

第二部分　病　证　治　疗

感　冒

❖ **处方**　白芥子、薄荷各适量，鸡蛋两个

穴位　神阙、大椎、涌泉

方法　将白芥子、薄荷研细，取鸡蛋清调药，敷贴神阙、大椎及涌泉穴。此治风寒感冒。

❖ **处方**　淡豆豉 30g，连翘 15g，薄荷 9g，葱白适量

穴位　风池、大椎

方法　将前三味药混合研细过筛，用药 20g，加入葱白适量，捣融如膏，敷贴风池、大椎穴，再以冷水滴药膏上，覆以纱布。此治风热感冒。

❖ **处方**　白矾、小麦面粉各适量

穴位　涌泉

方法　将白矾研为细末，与小麦面粉混合，再研细，用醋或开水调成膏状，敷贴涌泉穴。

咳　嗽

❖ **处方**　瓜蒌大者 1 枚，贝母 50g，青黛 15g，蜂蜜 120g

穴位　肺俞、大杼、后溪

方法　先将贝母、青黛混合碾为细末，再放连籽、皮的瓜蒌捣融，放蜂蜜入锅内加热，炼去浮沫，入以上三味药，调和如膏状，分别摊贴在肺俞、大杼和后溪穴上，盖以纱布用胶布固定。每日或隔日换药 1 次。此用于干咳、久咳、热咳等证。

❖ **处方**　白芥子 18g，吴茱萸 18g，麻黄 6g，白凤仙花全草 1 株

穴位　肺俞、膻中、涌泉

方法　前三味药研细末，凤仙花捣融，用酒共调匀，敷贴在肺俞、膻中、涌泉穴处，外用纱布扎紧及胶布固定。此用于寒咳。

❖ **处方**　胡椒、麻黄各 6g，白芥子 3g

穴位　肺俞、涌泉

方法　三味药共研细末，用热水调敷肺俞、涌泉穴。

哮　喘

❖ **处方**　老姜 9g，麻黄 4.5g

穴位　膏肓、大杼

方法　二味煎取浓汁，再用浓汁熬膏，将药膏摊在狗皮膏上，敷贴背部膏肓、大

杼穴。

❖ 处方　白矾 30g，面粉、醋各适量

　　穴位　足心

　　方法　将上三味和匀做成小饼状，敷贴患者两足心，布包一昼夜。

❖ 处方　白芥子 45g，半夏 9g，轻粉 6g

　　穴位　天突、肺俞

　　方法　三味药共研细末，取少量，用蜂蜜调敷天突、肺俞穴。

❖ 处方　金沸草 50g，代赭石 50g，米醋适量

　　穴位　风门、定喘、膻中、上脘

　　方法　二药混合粉碎为末，过筛，加醋调如糊状，分别涂敷于风门、定喘、膻中、上脘等穴处。1 日 3～5 次。

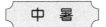

中　暑

❖ 处方　鹅不食草适量

　　穴位　鼻孔

　　方法　上一味，晒干，研为细末，装入磁瓶内，用蜡封口备用。每用时，取药末约 0.5g，放入鼻孔中。此治感冒暑湿证。

❖ 处方　田螺 3 枚，青盐 1g

　　穴位　脐下

　　方法　田螺捣烂，入青盐，摊成膏，敷于脐下 1 寸处。此治暑证二便不通。

❖ 处方　硫黄、硝石各 15g，明矾、雄黄、滑石各 8g

　　穴位　神阙、天枢、气海、关元

　　方法　上五味，共研为细末，面粉 50g，加水掺药末调如糊状，分别涂敷神阙、天枢、气海、关元等穴。干后另换，一日不间断用之。

呕　吐

❖ 处方　吴茱萸（炒）30g，生姜 1 块，香葱 10 余根

　　穴位　脐腹

　　方法　上三味，共捣成饼，蒸热敷贴在脐腹处。

❖ 处方　白矾、面粉各适量

　　穴位　涌泉

　　方法　白矾研细末，加面粉适量，用醋或开水调成膏状，敷贴于涌泉穴。此治热性呕吐。

❖ 处方　大黄、丁香、甘草各等份

　　穴位　神阙、胃俞、中脘

　　方法　上药混合粉碎为末，过筛。取药末 30g，撒布在 3 张黑膏药中间，分别敷贴在所选穴位神阙、胃俞、中脘。1 日换药 1 次。

呃　逆

❖ 处方　皂角末 10g

穴位　鼻孔

方法　上一味，用一纸筒取少许药末，放入鼻孔中，得嚏即止。此治突呃不止证。

❖ 处方　姜汁、蜂蜜各等量，丁香 10g

穴位　中脘、阴都

方法　上三味，共捣如膏，取之敷于中脘、阴都穴。1 日换药 1 次。此治久呃不止证。

❖ 处方　乌附子、小茴香、广木香、羌活、干姜、母丁香、食盐各等份

穴位　中脘、胃俞、阴都

方法　上药共研为细末，过筛。取药末 15g，撒在 5cm² 胶布中间，共制作 3 张药贴，分别敷贴于中脘、胃俞、阴都穴位上，上盖净布，用麦麸炒热，布包，轮换熨敷三穴。

泄　泻

❖ 处方　吴茱萸 10g，白胡椒 5g，苍术 10g

穴位　神阙

方法　上三味，共研为细末，用醋调和成糊状，涂敷于脐部神阙穴，8 小时后洗掉，1 日 1 次。

❖ 处方　丁香 2g，肉桂 1g

穴位　神阙

方法　上二味，共研为细末，以水调和，做成黄豆大药丸，放在肚脐神阙穴上，外贴普通膏药固定。

❖ 处方　五倍子（炒黄）、干姜各 10g，吴茱萸、公丁香各 5g

穴位　神阙

方法　上药共研细末，每次取 10g，用温白酒调成软面团状，做成直径约 5cm 的药饼，放在脐部神阙穴上，以纱布固定。晚敷晨揭，每日换药 1 次，连续用 1～8 次。

痢　疾

❖ 处方　吴茱萸 6g，胡椒适量

穴位　神阙、涌泉

方法　上药研为细末，醋调成膏状，敷神阙及双足涌泉穴。

❖ 处方　雄黄、巴豆仁、蓖麻子仁、朱砂、麝香或冰片各等份

穴位　印堂

方法　先把雄黄、朱砂、麝香或冰片研为细末，再和巴豆仁、蓖麻子仁共捣，制成药饼，取蚕豆大一块敷贴印堂穴，局部出现红晕时去掉。1 日 2～3 次。

❖ 处方　巴豆（去壳）3 粒，绿豆 7 粒，胡椒 10 粒，红枣（去核）1 枚

　　穴位　神阙、脾俞

　　方法　将上四味捣融成膏。取药膏 1/2，分别敷贴神阙、脾俞穴，以胶布固定。1 日换药 1 次，2～3 次可见效。

便　秘

❖ 处方　大黄末 10g，芒硝 40g

　　穴位　脐部

　　方法　上二味，用适量黄酒调和，涂敷于脐部，外用纱布覆盖，用胶布固定，再用热水袋热熨 10 分钟左右

❖ 处方　白矾末 20g

　　穴位　脐部周围

　　方法　上一味，先作一纸捻，围在脐周，将白矾末放于其中，用冷水慢慢淋湿白矾末。

❖ 处方　葱白（连须）10g，生姜 10g，淡豆豉 10g，食盐 5g

　　穴位　脐部

　　方法　上四味，共捣烂如泥，制成饼状，烤热，乘热敷于脐部，外用纱布固定。

眩　晕

❖ 处方　嫩茶叶 60g

　　穴位　鼻孔

　　方法　上一味，研为极细末。每用时，以一纸筒取少许药末，放入鼻孔中。1 日数次。

❖ 处方　吴茱萸 100g，龙胆草 50g，土硫黄 20g，朱砂 15g，明矾 30g，小蓟根汁适量

　　穴位　神阙、涌泉

　　方法　先将前五味药研为细末，过筛，加入小蓟根汁，调和成糊，敷于神阙、涌泉穴位。每穴用 10～15g 药糊，以纱布固定。2 日换药 1 次，1 日为 1 疗程。

痫　病

❖ 处方　生地、玄参、麦冬各 15g，枣仁（炒）18g，清阳膏药适量

　　穴位　肚脐、胃脘部

　　方法　上四味，共研为细末，储瓶备用。将膏药熔化，加入药末适量，搅匀，涂摊于纱布上，贴敷肚脐、胃脘处，用胶布固定。每 3 日换药 1 次，5 次为 1 疗程。

❖ 处方　醋芫花 10g，胆南星、雄黄各 3g，白胡椒挥发油 0.05ml

　　穴位　脐孔

　　方法　前三味，共研为细末，加入白胡椒挥发油拌匀。取药 0.15g 填入脐孔中，用胶布固定。

❖ 处方　吴茱萸 60g
　　穴位　脐窝
　　方法　上药研细末，填脐窝。3 日换药 1 次，5 次为 1 疗程。

失眠健忘

❖ 处方　吴茱萸 9g，米醋适量
　　穴位　涌泉
　　方法　吴茱萸捣烂，用米醋调成糊状，敷贴双足涌泉穴，24 小时后取下。
❖ 处方　酸枣仁适量
　　穴位　耳神门，皮质下、心、肾、脑点
　　方法　用开水将酸枣仁浸泡去外皮，分成两半，以酸枣平面贴在直径约 10mm 的圆形胶布中心备用。选耳穴，每次 1～2 个，将药贴压于穴上，并按揉 1～2 分钟，每日数次按揉。3～5 日换药 1 次，4 次为 1 疗程。

惊悸怔忡

❖ 处方　密蜡适量
　　穴位　手心
　　方法　将密蜡熔化，趁热缠脚心，便着袜裹之，冷即易，仍贴两手心处。此治风毒惊悸证。
❖ 处方　菟丝藤 15g，草鞋灰半只
　　穴位　心窝
　　方法　上二味，共研细末，用鸡蛋清调敷心窝处。此治心慌身倦症。
❖ 处方　吴茱萸、川芎各半
　　穴位　神阙
　　方法　上二味，各半研细末，用醋调敷神阙穴。

汗　证

❖ 处方　何首乌适量
　　穴位　神阙
　　方法　上药研为细末，用水调成膏状，贴敷神阙穴，用纱布固定。此用于自汗证。
❖ 处方　五倍子、郁金各等份，蜂蜜适量
　　穴位　灵墟
　　方法　上二味药混合粉碎为末，过筛，加入蜂蜜调成膏状，敷于灵墟穴，盖上纱布，用胶布固定。1 日换药 1 次。此治自汗证。
❖ 处方　五倍子（蜜炙）、枯矾各等份，人乳适量
　　穴位　肾俞

方法　上二味药混合研细末，过筛，加入人乳调和成膏，取 10～15g 药膏，敷于肾俞穴，盖以纱布，用胶布固定。1 日换药 1 次。此用于盗汗证。

肺　痈

❖ 处方　杏仁 30g，玄参 15g，蛇蜕、蜂房、乱发各 7.5g，大黄 9g，皂角刺 9g，麻油 200g，黄丹 95g

穴位　脐部

方法　上九味，除麻油、黄丹外，其余各药共装于一布袋中，封口，放入麻油中煎熬，待油煎至滴水成珠时，捞出药袋，下黄丹收膏，摊成膏药。每用时取膏药 1 张，贴于脐部。

❖ 处方　金银花 120g，玄参、麦冬、瓜蒌仁、桔梗各 15g，百部 10g，贝母、天花粉、当归各 9g，蒲公英 50g，苍术、生甘草各 15g，皂角刺 9g

穴位　胸部、肺俞、阿是穴

方法　上药共研细末，用鲜马齿苋汁调和成膏状。每用时，取膏药适量，贴敷于胸部、双侧肺俞、阿是穴之压痛点上，外以纱布覆盖，用胶布固定。每日换药 1 次。

吐　衄

❖ 处方　陈醋 1 杯，黄土 60g

穴位　阴囊

方法　上二味，先将黄土研为细末，再用陈醋调成糊状，敷阴囊上，干后即换掉。此治吐血证。

❖ 处方　大蒜 2 个

穴位　足心

方法　大蒜 2 个，捣为泥，敷贴双足心，4 小时敷 1 次，连续敷贴。此治吐血。

❖ 处方　白及 15g

穴位　印堂

方法　上一味，研为细末，用冷水调和，涂敷两眉之间印堂穴，以纱布覆盖，用胶布固定。此治鼻衄证。注意：治疗期间忌喝酒。

黄　疸

❖ 处方　鲜毛茛叶适量

穴位　手臂相应穴（列缺等）

方法　上药捣烂，揉成丸，如黄豆大，敷于手臂相应穴位，夜即起泡，用针刺破，放出黄水。

❖ 处方　桃仁、杏仁各 30g，栀子、桑枝各 15g

穴位　神阙

方法　上药共研为末，加醋适量，调成糊状，敷神阙穴。每 2 日换药 1 次。

❖ 处方　苍术 60g，陈皮 45g，厚朴 45g，甘草 20g

　　穴位　神阙

　　方法　上四味，共研为细末，用醋调和，做成饼状，敷于神阙穴处，外用纱布固定。

水　肿

❖ 处方　针砂、猪苓、生地龙各 9g，甘遂 10g

　　穴位　脐部

　　方法　上四味，先将针砂加食醋煮数沸，取出炒干，再同猪苓、地龙共研为细末，用葱汁调和，做成饼状，贴敷脐部，外用纱布固定。1 日换药 2 次。

❖ 处方　田螺 10g，大蒜 10g，车前草 10g

　　穴位　脐部

　　方法　上三味，共捣烂如泥，做成饼状，覆盖于脐部，外用纱布固定。

❖ 处方　轻粉 6g，巴豆仁 12g，生硫黄 3g

　　穴位　脐部

　　方法　上三味，共研为细末，用水调和，做成饼状。用时先以一块干净布铺盖于脐部，再将药饼放在布上，外用纱布固定。待泻下 3～5 次时，取下药饼。

积　聚

❖ 处方　巴豆仁、干姜、良姜、白芥子、硫黄、甘遂、槟榔各 10g，花椒 30g

　　穴位　手掌心

　　方法　上八味，除花椒外，其余各药共研为细末，再同米饭拌和，做成中指头大药丸。每用时，先以花椒煎水洗手，再取麻油涂于手心中，手握药丸一粒，稍时即现泄泻，若想止泻，可用冷水洗手。

❖ 处方　阿魏 9g，蜈蚣（去头足）1 条，杏仁 7 个，葱头（连须）3 个

　　穴位　痞块痛处

　　方法　上药共捣烂如泥状，敷于痞块痛处。

❖ 处方　铁棒锤 1g，天南星 0.6g

　　穴位　脐部

　　方法　上药研末，摊在膏药上，敷贴脐部。

淋　证

❖ 处方　田螺 16 个，轻粉 3g

　　穴位　脐部

　　方法　上二味，将田螺养在一小盆清水中，待田螺吐出泥，澄清，倒出清水，取沉淀在盆底的泥同轻粉调和，涂敷脐部，外用纱布固定。此用于热淋。

❖ 处方　生葱白 3～5 茎，生白盐少许

　　穴位　神阙、小肠俞、膀胱俞

　　方法　上二味，共捣烂如膏。取药膏如枣大一块，放胶布中间，贴敷神阙、小肠俞和膀胱俞穴。1 穴 1 张，1 日换药 1 次。此用于石淋。

❖ 处方　莴苣菜 1 握，黄柏 100g

　　穴位　神阙、小肠俞、膀胱俞

　　方法　将莴苣拭去泥土，与黄柏混合，捣烂如膏。取药膏如枣大一块，放于 6～8cm² 胶布中间，贴敷神阙、小肠俞、膀胱俞穴。每穴 1 张，1 日换药 1 次。

癃 闭

❖ 处方　大蒜头 5 个，大麻子 50 粒

　　穴位　足心

　　方法　将上二味，共捣烂如泥。每晚取药泥敷涂双足心，次日晨去掉，晚上再涂敷，至小便通利为止。

❖ 处方　独头大蒜 1 个，山栀子 6g，食盐 60g

　　穴位　脐部、阴囊

　　方法　共捣为末，加清水调和，敷于脐部，若小便不通，再加敷阴囊部位。

❖ 处方　甘遂 15g，甘草 10g，生姜 3g，葱白适量

　　穴位　神阙

　　方法　先将甘遂研细末，另将甘草煎煮取汁，再将葱、姜捣烂如泥膏。用时将甘遂末 5g 撒布在神阙穴内，用葱姜泥敷在上面，盖以纱布、用胶布固定后，饮服甘草汤。

消 渴

❖ 处方　鲜苎麻根、棕榈子（经霜、陈者）各 100g，路边青 50g

　　穴位　肚脐

　　方法　先将鲜苎麻根捣烂，经霜棕榈子、路边青研为细末，三药混合，加温开水适量调和成膏状。每用时，取药膏 5～10g 敷贴在肚脐中，外用纱布覆盖，用胶布固定。每日换药 1 次。

❖ 处方　当归、牛脾、冰片各 10g，芒硝 6g，赤芍 20g，蜈蚣 20 条

　　穴位　膈俞、足三里

　　配穴　多饮者加承浆、肺俞；多食者加丰隆、中脘；多尿者加气海、关元。

　　方法　上六味，共研为细末，加牛胆汁适量，水泛为丸如白芥子大小。每用时，取丸药 1 粒，放置穴位上，外用胶布固定。2～3 日换药 1 次。

遗 精

❖ 处方　硫黄、丁香、胡椒、杏仁各 10g，麝香少许，红枣肉 20g

　　穴位　脐中

　　方法　上六味，共捣研如泥，做成黄豆大药丸若干粒。每用时，取一丸放在脐中，外贴红缎或纱布固定。

❖　*处方*　五倍子（炙）15g，煅龙骨 15g

　　穴位　脐中

　　方法　共研末，唾液调糊为丸，如龙眼核大。用时纳于脐中，外以布扎。3 日 1 换，久用有效。

❖　*处方*　甘遂、甘草各 3g，膏药 1 张

　　穴位　脐眼

　　方法　共研细末、拌匀。用时将药末放在脐眼上，再将膏药固定在药末粉上。2 日 1 换。

阳　痿

❖　*处方*　急性子 15g，阿片 3g，蟾酥 3g，元寸香 0.5g，葱白适量

　　穴位　曲骨、阴茎头

　　方法　前三味研为细末，加入元寸香，再研细末，滴水入药，和成丸药，将葱白捣烂包裹丸药，外用湿纸再包，置炭火中煨 3～5 分钟，取出换纸，再包再煨，反复多次，去纸葱外裹物，再将丸药制成绿豆大小子丸。每睡前取三粒小丸，用酒化开，敷于曲骨穴和阴茎头部位。每晚 1 次用之。

❖　*处方*　大附子 45g，五味子、黄芪（炙）、硫黄各 6g，穿山甲 2 片，元寸香 0.3g，白酒 250ml

　　穴位　脐眼

　　方法　除元寸香外，将五味子等药共捣研细，再将附子挖空，纳药末入内，加白酒用微火煮附子至酒干，后捣附子如膏泥。每用时将元寸香放在脐眼内，再取附子膏泥盖其上方，以纱布包好，用胶布固定，3 日后取下。10 日用药 1 次。

疝　气

❖　*处方*　白附子 1 个，川楝子 30g，广木香 15g，吴茱萸 20g，小茴香 15g，桂枝 15g

　　穴位　神阙

　　方法　诸药混合共研细末，过筛。取药末 15g，用黄酒调匀，放置于神阙穴，上覆盖纱布，用胶布固定。1 日或隔日换药 1 次。

❖　*处方*　草乌、栀子各 15g

　　穴位　太阳

　　方法　上二味，共研为细末，用葱汁调和，敷于两侧太阳穴处，外用普通膏药固定。

❖　*处方*　蓖麻子仁 7 粒，面粉适量

　　穴位　涌泉

　　方法　上二味，混合捣如膏状。每用时，取药膏敷贴涌泉穴，左病贴右侧穴，右病

贴左侧穴，盖纱布，用胶布固定。1 日换药 2 次。

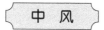

中风

❖ 处方　南星、薄荷、皂角、细辛、半夏各 5g

　　穴位　鼻孔

　　方法　上五味，共研为细末。每用时，以一纸筒，取药末少许，放入患者鼻孔中。

❖ 处方　延胡索（煅）6g，牙皂 14 枚，青黛 1.5g，麝香少许

　　穴位　鼻孔、心口

　　方法　上四味，共研为细末，用清水调和，做成枣核大小药丸。每用时，水磨一丸，滴入鼻孔中，或涂敷在心口处。

❖ 处方　蜥蜴 6g，海蛤 3g，乌头（炮裂、去皮脐）15g

　　穴位　足心

　　方法　上三味，共捣研为细末，加适量面粉，以清水调和，分做成 2 丸。取葱白两根，从中分开，将丸药放其中，分置于两足心，外用纱布固定。

❖ 处方　穿山甲 6g，大川乌头 30g，红海蛤 60g，葱汁适量

　　穴位　涌泉、肩髃、阳陵、曲池

　　方法　上前三味药，研为细末，过筛，每用 1.5g 药末，加入葱汁适量，制成一个约五分硬币大小的圆饼，照样多制作几个。取药饼随左右瘫痪，寻取肩髃、阳陵、曲池、涌泉穴位敷贴，固定之。再取沸水一盆，放至温热适度时，将敷贴药饼一边的足浸入水内，待身麻汗出，揭去药饼。每 3 日贴洗 1 次。注意：用药时避风。此治中风瘫痪、半身不遂症。

面瘫

❖ 处方　皂角（去皮）1500g

　　穴位　地仓、颊车

　　方法　上药研末，用陈醋调成膏状，敷贴面部穴位地仓、颊车，左侧病患贴右边穴，右侧病患敷左边穴。药干燥后换掉再敷。

❖ 处方　白芥子适量，蜂蜜适量

　　穴位　太阳、下关、地仓

　　方法　上药研细为末，用蜂蜜调膏，敷太阳、下关、地仓穴。局部有烧灼感去药。1 日 1～2 次。

❖ 处方　巴豆 7 粒，麝香 1g，蓖麻子 3 粒

　　穴位　手心

　　方法　上三味，研为细末。每用时，取细末敷手心，用盛热水的杯子熨之。左病用右穴，右病用左穴。

头　痛

❖　处方　葱白、薄荷各等份

　　穴位　太阳、眉心

　　方法　用开水泡上药，后贴于双侧太阳穴及眉心处。此用于风热感冒头痛症。

❖　处方　生姜、雄黄末少许

　　穴位　太阳

　　方法　将生姜切成片，撒上雄黄末，用两片合为一，外裹纸蘸湿，于火上煨热，去掉外纸后，分贴在双侧太阳穴上。

❖　处方　川芎、芒硝各 10g

　　穴位　鼻孔

　　方法　上二味，共研为细末。每用时，以一纸筒，取少许药末，放入患者鼻孔中。此治偏、正头痛。

胸　痹

❖　处方　丹参、三七、檀香各 12g，乳香、没药、桃仁、红花、王不留行、血竭各 6g，郁金、莪术各 9g，冰片 2g

　　穴位　左心俞、心前区

　　方法　上十二味，共研为细末，以水或醋调敷，或制成膏药，敷贴在左心俞和心前区穴上。每周换药 1 次。

❖　处方　丹参、川芎各适量

　　穴位　A 组：心俞、巨阙、内关、上巨虚；B 组：厥阴俞、中脘、间使、足三里。

　　配穴　偏于气滞者加肺俞、气海；偏于血瘀者加膻中、膈俞；偏于寒凝者加关元、命门、中极；偏于痰浊壅盛者加太白、丰隆。

　　方法　将中药丹参、川芎各适量，制成粟粒大小的药丸 2 粒，贴在 7mm×7mm 的二氧化锌橡皮膏上。每用时，将膏药贴于所选穴位上，隔日贴药 1 次。

胁　痛

❖　处方　生香附 30g，独活、麻黄、僵蚕、生山甲、川郁金、生杭芍、乳香、没药、五加皮各 18g，小青皮、透骨草、续断各 24g，姜黄、抚芎各 15g，宣木瓜、当归各 30g

　　穴位　肩井、肺俞

　　方法　上十七味药，用香油炸至枯黄，去渣，入黄丹令其老嫩合宜为膏。每用时，以药膏兑麝香 1.5g，撒在膏药中，贴于肩井、肺俞穴。此治肝郁气滞之胸胁胀痛症。

❖　处方　白芥子、吴茱萸各等份

　　穴位　京门

方法　上二味药，共研为末，加水调如糊状，涂布京门穴上。干后另换，1 日数次。

腹 痛

❖ 处方　葱白（连须）7 个，胡椒适量，枯矾 6g

　　穴位　脐部

　　方法　上三味，共捣烂，用乳汁调和，做成饼状，敷在脐部，外用纱布固定。此治寒积腹痛。

❖ 处方　老生姜 60g，豆豉 15g，葱头（连须）3 根

　　穴位　脐中

　　方法　上三味，共杵成药饼，烤微热，贴脐中，布扎 12 小时。此用于便秘腹痛者。

❖ 处方　川楝肉 30g

　　穴位　肛门

　　方法　上一味，用酒浸泡 1 小时左右，取出，用干净纱布包裹，塞入肛门内。此治虫积腹痛。

胃 痛

❖ 处方　生川乌、生草乌各 10g，白芷、白及各 12g

　　穴位　下脘至鸠尾

　　方法　上四味，研为细末，加适量面粉和成药饼，敷贴于下脘穴至鸠尾穴之间。

❖ 处方　川椒 15g，干姜、附片、檀香、苍术各 10g，姜汁适量

　　穴位　中脘、脾俞、胃俞

　　方法　诸药混合粉碎为末，过筛，用姜汁调和如膏状，分别敷贴于中脘、脾俞、胃俞等穴，盖上纱布，用胶布固定。1 日换药 1 次。

❖ 处方　川楝子、延胡索各 30g，川芎、白芷各 20g，细辛 10g

　　穴位　脐部

　　方法　上五味，共研为细末。每用时，取药末 5g，用醋调和成糊状，敷于脐部。1 日换药 1 次，7 日为 1 疗程。

腰 痛

❖ 处方　生川乌 15g，食盐少许

　　穴位　肾俞、腰眼

　　方法　上二味，混合捣融成膏，敷摊于肾俞、腰眼上，覆盖上纱布，用胶布固定。1 日换药 1 次。

❖ 处方　当归 50g，红花 30g，乳香 20g，没药 20g，川牛膝 15g，醋 300ml

　　穴位　腰眼

　　方法　诸药放入醋内，浸泡 4 小时，于锅内加热数十沸。用时将纱布入醋内浸透，

趁热浸渍腰眼处，若凉冷再换。1 日 1 次，1 次 4～6 小时。

❖ 处方　生姜 500g，水胶 30g

　　穴位　脐眼

　　方法　上二味，共煎成膏，厚纸摊贴脐眼处。

痹　证

❖ 处方　吴茱萸 16g，大蒜 1 头

　　穴位　足心

　　方法　上二味，共捣烂，取药包患侧足心。1 日 1 次。

❖ 处方　吴茱萸 300g，黄酒适量

　　穴位　外膝眼、阳陵泉、风市、环跳、肾俞、腰眼

　　方法　将前味药粉碎为末，过筛，取药末加酒拌匀，放锅内加温炒热，搅成糊状，趁热摊于数块青布上，分别敷贴于外膝眼、阳陵泉、风市、环跳等穴，冷却后再换。如腰痛加贴肾俞、腰眼穴。

❖ 处方　生姜 300g，水胶 30g

　　穴位　腰眼

　　方法　上二味，同煎成膏，摊于厚纸，敷贴腰眼穴。

痿　证

❖ 处方　川乌、草乌各等份，当归、熟地各 30g，白芷 15g，鹅不食草 30g，肉桂、血竭各 15g，田七 7g，铅丹 90g

　　穴位　上肢：肩髃、肩髎、曲池、合谷、阳溪

　　　　　下肢：髀关、环跳、足三里、阳陵泉、解溪

　　方法　将鹅不食草等后五味药，共研为细末，备用。以桐油 500ml 煎煮川乌等前五味药，去渣，再煎至滴水成珠，加入药末，调匀成膏状。每用药时，先以药酒揉擦患部肢体，后取药膏适量，敷贴各穴，上盖纱布，用胶布固定。3～5 日换药 1 次。长期坚持用药。此用于小儿麻痹后遗症。

疟　疾

❖ 处方　桃仁半斤，独蒜 1 粒

　　穴位　内关

　　方法　上二味，先将桃仁置于内关穴上，再将独蒜捣烂，做成饼状，盖在桃仁片上，外用纱布固定。

❖ 处方　常山、草果、丁香各 5g，白酒 200ml

　　穴位　鼻孔

　　方法　上四味，将常山、草果、丁香放入酒中煎煮数沸，后倒入杯中，乘热熏鼻孔。

❖ 处方　新鲜毛茛叶 30g

穴位　寸口

方法　上一味，揉烂，敷贴于寸口处，外用纱布固定，一夜后起疱，去药，用消毒纱布包扎好。

坐骨神经痛

❖ 处方　毛茛全草 60～120g

穴位　环跳、风市、委中、承山、昆仑

方法　上药洗净切碎，捣烂外敷穴位。每次选 2～3 穴，各穴可交替使用。敷药 1～4 小时后，局部有烧灼感时即取下。用药后 1～2 日局部红肿疼痛，2 日后发生水疱，疼痛加剧，应将水疱挑破，涂龙胆紫。

❖ 处方　马钱子、乳香、没药、麻黄各 250g

穴位　阿是穴

方法　上四味，共研为细末，加蜂蜜调成膏状。每用时，取膏药适量敷于痛点阿是穴，外用纱布包扎固定。

❖ 处方　草乌（炒）、干姜（煨），各 6 份，赤芍（炒）、白芷、天南星（煨）各 2 份，肉桂 1 份

穴位　环跳、殷门、承山、委中

方法　上六味，共研为细末，装瓶备用。每用时，取药末 50g，以酒适量，加水调成膏状，炒热敷贴于患侧穴位上，外用纱布覆盖，用胶布固定。每日换药 1 次。

三叉神经痛

❖ 处方　地龙、全蝎、细辛、蜈蚣各等份

穴位　太阳

方法　上四味，共研为细末，装瓶备用。每用时，取药末适量，加活血药酒适量调成糊状，敷于患侧太阳穴，外用纱布包扎固定。每日换药 1 次，连用 5～7 日。

❖ 处方　马钱子、川乌、草乌、乳香、没药各等份

穴位　太阳、下关、颊车或阿是穴

方法　上五味，共研为细末，装瓶备用。每用时，取药末适量，以黄酒或醋调成膏状，敷贴在穴位上，外用纱布覆盖，并以胶布固定。每日换药 1 次。

肩 凝

❖ 处方　葱、蒜、姜各取自然汁 300ml，飞箩面 60g，牛皮胶 120g，凤仙花汁 120ml，米醋 300ml

穴位　肩髃、肩髎、曲池

方法　将葱、蒜、姜汁与醋混合，锅内加热，煮熬至浓，加入牛皮胶溶化，再加飞

箩面搅匀，略熬成膏，取 8cm² 胶布数块，将膏摊贴中间，分别敷贴肩髃、肩髎、曲池穴。1 日换贴 1 次。

❖ 处方　络石藤 1000g，全蝎 20g，地鳖虫 20g，桑寄生 200g，独活 20g，当归 40g，肉桂 20g，乌附片 20g，干姜 15g，乳香 30g，没药 30g，冰片 6g，桑枝 1 握

处方　肩髃、天宗、曲池

方法　上药除络石藤、当归、桑枝外，余药混合略炒并加入冰片混合，共研为末，过筛。再将络石藤、当归、桑枝加水煎取头汁和二汁，去渣浓熬离火，加入诸药末调和成膏。取 5~8cm² 胶布数块，将药膏摊其中间，分别敷贴在肩髃、天宗、曲池穴。1 日换药贴 1 次。

骨 痹

❖ 处方　乳香、没药、肉桂、川乌、草乌、川椒各 500g，细辛 100g，威灵仙 200g，麝香 6g，冰片少许

穴位　大椎、肩井、肩髎

方法　威灵仙加水煎煮，前后共煮 3 次，取煎液浓缩成稠膏状，低温烘干，研细末；余药共研为细末。将二者混合拌匀，储瓶备用。每用时，取药末少许，撒布在 3cm×4cm 的胶布上，贴各穴。每周换药 2 次，持续用之。

❖ 处方　附片 50g，干姜 5g，蟾酥 1g，麝香 2g

穴位　大椎、大杼、风池、肩井

方法　上四味，共研细末，以食醋适量调匀成糊状，取药糊适量，贴敷各穴，上盖纱布，用胶布固定。每日 1 次，10 次为 1 疗程。

月经不调

❖ 处方　乳香、没药、白芍、川牛膝、丹参、山楂、广木香、红花各 15g，冰片 1g，姜汁适量

穴位　神阙、子宫

方法　除冰片外，诸药粉碎为末，过筛备用。每用时取药末 30g，用姜汁适量，调糊涂敷神阙、子宫穴，上盖纱布，用胶布固定。3 日换药 1 次。

❖ 处方　乳香、没药、血竭、沉香、丁香各 15g，青盐、五灵脂、两头尖各 18g，元寸香 1g

穴位　神阙

方法　诸药除元寸香另研外，余者混合粉碎为末，过筛。先取元寸香 0.2g，放神阙穴内，再取药末 15g，撒布元寸香上面，盖以槐皮，槐皮上预先钻一小孔，穴周围用面糊圈住，将艾炷置于其上点燃，灸之。1 日 1 次。

痛 经

❖ 处方　白芷、五灵脂、青盐各 6g

　　穴位　脐部

　　方法　上三味，共研细末，取药末 3g 放于脐上，上盖生姜一片，用艾炷灸。2 日 1 次。

❖　处方　食盐（研末）300g，生姜 120g，葱头 1 握

　　穴位　阿是穴

　　方法　上三味，先将姜、葱洗净，后共炒热，温熨腹部痛处阿是穴。

❖　处方　青盐 150g

　　穴位　小腹

　　方法　将盐炒热，用布包好，温熨小腹部位，后再包扎于小腹上。

经　闭

❖　处方　红花 50g、食醋 200ml

　　穴位　鼻孔

　　方法　上二味，一同煎煮，趁热熏蒸患者鼻孔。

❖　处方　半夏 15g

　　穴位　鼻孔

　　方法　上一味，研为细末。每用时，以一纸筒，取少许药末，放入患者鼻孔中。

❖　处方　白胡椒、黄丹、火硝各 9g

　　穴位　肚脐

　　方法　上三味，共研细面，做成三饼，净肚脐，将饼敷贴其上，用手按熨，连续使用 2～3 次。

崩　漏

❖　处方　蚕沙、灶心土、牛皮胶各 15g

　　穴位　脐下

　　方法　上三味，共研为细末，以烧酒调和，做成饼状，置于脐下，外用纱布固定。

❖　处方　蓖麻叶 1 张

　　穴位　头顶

　　方法　上药捣烂，包在患者头顶上。1 日换药 1 次，可止血。

❖　处方　艾叶适量

　　穴位　隐白

　　方法　上药捣烂，加热，敷贴隐白穴。1 日换药 1 次。左右穴同时使用，也可交替使用。

白带过多

❖　处方　鸡冠花（醋炙）、红花（酒炒）、荷叶灰、白术、茯苓、陈壁土、车前子各 3g

　　穴位　脐部

方法　上七味，共研为细末，用烧酒或米汤调和，敷于脐部，外用纱布覆盖，用胶布固定。

❖　处方　附子尖、乌头尖、南星、朱砂各7.5g，雄黄、丁香各4.5g，干姜3g，樟脑、冰片各0.3g，麝香少许

穴位　腰部

方法　上十味，共研为末，以蜂蜜调和，做成黄豆大药丸备用。每用时，取一丸，用姜汁化开，以手蘸药摩擦患者腰部，至发热，后将剩余的药敷贴于腰部，外用纱布固定。

妊娠恶阻

❖　处方　①公丁香、陈皮、半夏各3g；②半夏、干姜、胡椒各3g

穴位　肚脐、涌泉

方法　上2组方药各共研为细末，装瓶。每用时，取药末适量，方①用鲜生姜煎浓汁，调为糊状，外敷肚脐中；方②用清水调成糊状，外敷双足涌泉穴。两方敷贴，均以纱布覆盖、用胶布固定。每日换药1次，3天为1疗程。

❖　处方　苏叶（或鲜橘叶）、生姜各适量

穴位　涌泉

方法　上药，共捣烂如泥，加鸡蛋清适量调匀，敷于双足涌泉穴。每日换药1次。

胎位不正

❖　处方　蓖麻125g

穴位　足心、耳叉

方法　将上药捣烂成四份，分包两足心及两耳叉。此治胎儿横位难产证。

❖　处方　鲜生姜适量

穴位　至阴

方法　上一味，捣成泥状，用生姜泥分别敷贴双侧至阴穴，外用塑料薄膜包裹。每日贴1次，可连续用2~3日。

滞　产

❖　处方　生龟板60g，当归、川芎各30g，发灰15g，蝉蜕7个，蛇蜕（烧灰）1条

穴位　神阙、关元

方法　上六味，混合研细末，过筛，以葱汁、麻油各半适量，和药末调如糊状。每用时，取药敷涂神阙、关元穴，外用纱布固定。闭目静卧待生产。

❖　处方　蓖麻子（去壳）7粒，朱砂1.5g

穴位　脐腹

方法　上二味，共捣研成膏，摊在一张如杯口大小的圆形油纸上，并敷贴在脐与小腹之间，外用纱布固定。胎儿娩出后随即揭掉。

❖ 处方　乌梅1粒，巴豆仁3粒，胡椒7粒

　　穴位　脐下

　　方法　上三味，共捣研为细末，用酒或醋调和，涂敷在产妇脐下。

胞衣不下

❖ 处方　蓖麻子（去壳）3粒，牛蒡子1g

　　穴位　口部

　　方法　上二味，共捣研为细末，以醋调和，涂敷于产妇口部，用纸贴上。

❖ 处方　伏龙肝50g，甘草15g，醋适量

　　穴位　神阙、关元

　　方法　先将伏龙肝研为细末，以醋调如糊状，另将甘草煎汤备用。取药糊敷贴神阙、关元穴，盖以纱布、用胶布固定，再热饮甘草汤。

❖ 处方　皂荚15g

　　穴位　鼻孔

　　方法　上一味，研细末。每用时，以一纸筒，取药末少许，放入患者鼻孔中，得嚏，胞衣即下。

乳痈

❖ 处方　生半夏10g

　　穴位　鼻孔

　　方法　上一味，研细末。每用时，以一纸筒，取药末少许，放入患者鼻孔中。

❖ 处方　生南星1粒

　　穴位　鼻孔

　　方法　上一味，捣烂，用细纱布包裹成花生米大小的药栓，塞入一侧鼻孔中，当鼻内有热辣感时即取出，塞入另一侧鼻孔中。

❖ 处方　新鲜蛇莓草1小握

　　穴位　鼻孔

　　方法　上一味，捣烂，捏成鼻孔大小的长圆形小团若干粒。每用时，取1粒，塞入患乳对侧的鼻孔中，2～3小时换药1次，3日为1疗程。

乳缺

❖ 处方　芒硝适量

　　穴位　乳房

　　方法　上药研细末，取约20g装入布袋中备用。每用时，将药袋贴敷乳房上，湿则另换药袋，交替使用。连敷数日，至乳回为止。

❖ 处方　麦芽、芒硝各等份

穴位　乳房

方法　上二味，共研为细末，装入布袋中备用。每用时，将药袋贴敷乳房上，湿则另换 1 药袋，交替使用。

产后恶露不尽

❖ 处方　当归、川芎、党参、黄芪、白术、熟地、茯神、枣仁、柏子仁各 30g，半夏、陈皮、麦冬、甘草各 15g，桃仁、红花、炮姜各 6g，麻油 500g，黄丹 240g

穴位　心口

方法　上十八味，除麻油、黄丹外，其余各药共装在一个布袋中，封口，放入麻油中煎熬，待油煎至滴水成珠时，捞出药袋，下黄丹收膏，摊成膏药。每用时，取膏药一张，掺少许朱砂末，贴敷心口处。

❖ 处方　百草霜 9g

穴位　脐上

方法　上一味，用热烧酒调匀，涂敷脐上。

产后腹痛

❖ 处方　吴茱萸 12g，栀子仁 10g，桃仁、沉香各 3g

穴位　阿是穴

方法　上四味，共研为细末，装瓶备用。每用时，取药末适量，用白酒或米醋调为糊状，敷于腹部阿是穴，上盖以纱布、用胶布固定。

❖ 处方　当归、桂枝、牛膝各 20g，生姜、川芎、桃仁、乳香、延胡索各 10g

穴位　关元、气海、中极

方法　上八味，共捣研为细末，或装瓶；或用水煎取汁。每用时，取药末适量，用凡士林调成膏状，敷贴于穴上，盖上纱布，用胶布固定。或取用药汁适量，湿敷于穴上。

产后血晕

❖ 处方　生半夏 30g

穴位　鼻孔

方法　上一味，研为细末，用冷水调和，做成黄豆大小的药丸。每用时，取一丸，塞入产妇鼻孔中。

❖ 处方　蓖麻仁 30 粒，冰片 1g，附子 15g，荆芥穗（炒）9g，小蓟 30g，红糖 30g，皂角末适量

穴位　鼻腔、神阙

方法　前三味，共捣烂如糊状，取药敷神阙穴，用皂角末吹入鼻腔令嚏，再将荆芥穗、小蓟、红糖，水煎浓汁服下。

❖ 处方　瓜蒂、藜芦、雄黄、明矾各 5g

穴位　鼻孔

方法　上四味，共研为细末。每用时，以一纸筒，取药末少许，放入产妇鼻孔中。

产后发热

❖ 处方　桂枝 50g，竹叶、白薇、山栀子、黄连各 15g，赤芍、黄芩、丹参各 20g

穴位　涌泉、肚脐

方法　上八味，共研为粗末，分装在 2 个纱布袋内，略洒白酒，放锅内蒸半小时备用。锅内取药放置至温热适度，敷时，先在穴位表皮涂上香油，再敷上药物。每日换药 1 次。此用于血瘀型产后发热。

❖ 处方　老鹳草 20g，伸筋草、透骨草各 30g

穴位　涌泉、八髎、阿是穴

方法　上三味，共捣烂，加食盐炒热备用。取药泥，趁热，将药敷于双侧涌泉、八髎及阿是穴，上盖纱布，用胶布固定。每日换药 1 次。此用于风湿型产后发热。

不孕症

❖ 处方　延胡索、五加皮、乳香、白芍、杜仲各 10g，菟丝子、川芎、女贞子各 20g

穴位　关元、三阳交

方法　上八味，共研为细末，用凡士林适量将药末调成膏状。取药膏适量，敷贴关元、双侧三阳交穴。每 3 日换药 1 次

❖ 处方　食盐、川椒、熟附子各 15g，生姜 5～10 片，艾炷 21 壮

穴位　脐窝孔

方法　先研细食盐，待用；次将川椒、附子共研末，装瓶备用。取食盐细末 15～30g 填脐窝，艾炷置其上，点燃灸 7 壮，去食盐，再以川椒、附子末填脐孔中，以姜片覆盖之，再用艾炷置于姜片上再灸之，连续灸 14 壮。每日 1 次，7 次为 1 疗程。

小儿惊风

❖ 处方　天南星 1 个，全蝎 1 条

穴位　囟门

方法　上二味，共研为细末，用患儿父、母唾液调和成膏状，敷涂于患儿囟门上。抽搐止则停用。若抽搐未止，则继续敷涂。此用于小儿急惊风。

❖ 处方　老蚯蚓 1 条，麝香少许

穴位　肚脐

方法　上二味，先将蚯蚓中间切断，取跳动的一段，加入麝香一同捣烂，敷于肚脐部位，外用纱布固定。此治小儿急惊风。

❖ 处方　胡椒、栀子各 7 粒，葱白 7 根

穴位　心窝

方法　上三味，共捣研烂，加细面，以鸡蛋清调和成泥状，摊在布上，贴于心窝处。此治小儿慢惊风。

小儿泄泻

❖ 处方　五倍子、吴茱萸、公丁香、灵磁石、白芥子各等份，冰片或麝香少许

穴位　足三里、天枢、中脘、关元

配穴　吐乳加内关；发热加大椎；久泻加脾俞、肾俞、大肠俞。

方法　前五味，共研极细末，加冰片或麝香少许，用油膏调成黄豆大药丸。取药丸贴敷穴位，盖以伤湿膏。1 日换药 1 次，5 次为 1 疗程。

❖ 处方　枯矾 50g，白面 20g，米醋适量

穴位　神阙、涌泉、止泻穴

方法　将枯矾研为细末，加入米醋、白面，混合搅拌调匀，使成稠糊状。每用时，取药糊分别涂敷神阙、双足涌泉及止泻穴，盖以纱布，用胶布固定。1 日换药 3～5 次。

小儿积滞

❖ 处方　胡椒、公丁香各等量

穴位　肚脐

方法　上二味，研细末，以水调和成饼，贴敷肚脐，24 小时更换 1 次。

❖ 处方　白矾、松香、樟脑、朱砂各等量

穴位　脐上

方法　上四味，研细末，收贮。每用时，以水溶成膏状，取膏如黄豆大，置脐上，再以伤湿膏药盖其上，1～2 日后取下。

❖ 处方　吴茱萸 2.5～3g

穴位　脐部

方法　上一味，研细末，以食醋 5～6ml 调成糊状，加温约至 40℃，摊在 2 层、约 0.5cm 厚的方纱布上，敷脐部，以胶布固定，12 小时更换 1 次。

小儿疳证

❖ 处方　蓖麻子仁 1～2 粒，杏仁 1 粒，朱砂少许

穴位　印堂

方法　上三味，共研为细末，敷贴印堂穴。1～3 日去掉，留下粟米大的小水泡。

❖ 处方　栀子、桃仁、芒硝、大黄各等份

穴位　神阙

方法　上四味，共研为末，加面粉适量，鸡蛋清调成膏，敷神阙穴。

❖ 处方　生香附、生半夏各 4.5g

穴位　涌泉

方法　上二味，共研末，用鸡蛋清调匀，以布包扎于双足心涌泉穴。

小儿顿咳

❖ 处方　百部、麻黄、白及、黄连、甘草各 60g，芦根 150g

　　穴位　气户、库房、风门、肺俞、身柱

　　方法　麻油熬上药，枯后去渣，黄丹收膏。敷药前，可先在相关穴位以火罐吸拔，取下火罐后用药膏交替敷贴气户、库房、风门、肺俞、身柱等穴。每次取 1～2 穴用之。

❖ 处方　麻黄适量

　　穴位　肺俞

　　方法　研绒，取其筛下之灰，加酒适量炒热，敷于背部肺俞穴。

❖ 处方　阿魏 6g，膏药 1 张

　　穴位　天突

　　方法　将阿魏放膏药上，敷贴天突穴。

小儿疝气

❖ 处方　川楝子 10g，茴香 15g

　　穴位　脐下

　　方法　上二味，共研为细末，用烧酒调和，敷于脐下，外用纱布覆盖、用胶布固定

❖ 处方　川楝子、吴茱萸、小茴香各等份，面粉适量

　　穴位　神阙、气海、中极

　　方法　诸药混合粉碎为细末，过筛，加入面粉和适量温开水，调和成膏。每用时，取药膏如枣大三块，分别敷贴在神阙、气海、中极穴，盖以纱布，用胶布固定。1 日换药 1 次。

❖ 处方　酢浆草、鹅不食草各 16g

　　穴位　脐眼

　　方法　上二味，加热饭 16g，共捣烂如泥，取药包裹脐眼。每日换药 2 次。

小儿发热

❖ 处方　水粉 30g，酿酒小曲 10 枚

　　穴位　胃口及手心、足心

　　方法　以鸡蛋清调水粉，略稀，涂小儿胃口及两手心。复以酒曲研烂，用热酒和做二饼，贴两足心，用布扎之。

❖ 处方　生石膏 60g，山栀子、蒲公英各 30g

　　穴位　大椎、曲池、合谷

　　方法　上三味，共研为细末，用猪胆汁调成膏状。每用时，取药膏适量，敷于穴上，盖上纱布、方用胶布固定。每次敷 8 小时，每日贴药 2 次。

小儿夜啼

❖ 处方　朱砂 10g

　　穴位　心窝及手、足心

　　方法　上味，研为细末，以清水调和，涂敷于心窝及手、足心。

❖ 处方　灯花 7 枚，硼砂 2g，朱砂 1g

　　穴位　口唇

　　方法　上三味，共研为细末，用蜂蜜调和，涂敷于患儿口唇上。

❖ 处方　陈茶叶适量

　　穴位　脐上

　　方法　将茶叶嚼烂后，捏成小饼状，敷贴在患儿脐上，外用棉花盖上扎好，10 分钟后即可停止。

小儿尿床

❖ 处方　五倍子 30g

　　穴位　脐部

　　方法　上味药，研为细末，用唾液调和，分做成六块药饼。临睡前取药饼一块置于脐部，外用纱布固定。

❖ 处方　麻黄 10g，肉桂 5g，益智仁 5g

　　穴位　肚脐

　　方法　上三味，共研为细末，备用。每用时，取药末 3g，用食醋调和，做成饼状，外用胶布固定。36 小时后取下，间隔 6 小时后再贴上，连用 3 次后，改为每周 1 次，5 次为 1 疗程。

小儿痄腮

❖ 处方　吴茱萸 15g，大黄、胡黄连、南星各 6g

　　穴位　涌泉

　　方法　上四味药，研细为末，用醋调成糊状，敷双足涌泉穴。

❖ 处方　吴茱萸 9g，虎杖 5g，紫花地丁 6g，胆南星 3g

　　穴位　涌泉

　　方法　上药共研细，备用。治疗时取药 6～15g，加醋适量调成糊状，敷双足涌泉穴，上盖纱布，并用胶布固定。

小儿鹅口疮、口疮

❖ 处方　吴茱萸 1.5～4.5g，米醋适量

穴位　涌泉

方法　将吴茱萸研末，用温热米醋调匀，每晚用布包敷双足涌泉穴 1 次，连用 3 次。此用于鹅口疮证。

❖ 处方　细辛 3g

穴位　肚脐

方法　上一味，研细末，取药置肚脐内，平肚脐为度，用胶布覆盖固定，2 日后去掉。1 日换药 1 次。此用于鹅口疮证。

❖ 处方　生南星、生大黄各 5g

穴位　足心

方法　上二味，研细末，取药末用米醋调和，敷涂双足心处。此治白口疮。

❖ 处方　生附子末适量

穴位　足心

方法　上一味，用醋、面调和成膏，敷足心，男左女右，1 日换 1 次。此治口疮日久不愈。

小儿虫病

❖ 处方　生香附 15g，皂荚子 2 个，食盐 30g

穴位　阿是穴

方法　前二味，研细末，与食盐拌匀，入锅内炒热，候出香味，再加食醋调匀，用布包好，备用。取药包趁热敷痛处阿是穴，冷却后如前法再炒再敷。连续使用至痛止。此治小儿蛔虫证。

❖ 处方　雄黄 30g

穴位　肚脐

方法　上一味，研细末，调入鸡蛋清 2 枚，在碗内拌匀，用清油煎成薄饼，备用。待饼温热适度时，贴敷肚脐上，外用纱布包好。此治小儿蛔虫证。

❖ 处方　苦参适量

穴位　肛门

方法　上一味，研细末，用凡士林调匀涂敷肛门处。此治小儿蛲虫证。

丹 毒

❖ 处方　硝石、白面各 10g

穴位　足心

方法　上二味，共研为细末，用井水调和成糊状。临睡时涂于足心，外以纱布覆盖、用胶布固定。

❖ 处方　大黄、黄柏、黄连各 10g

穴位　头顶百会、心口及足心

方法　上三味，共研为细末，用猪胆汁调和，涂敷头顶（百会）、心口及足心，外以纱布覆盖、用胶布固定。

❖ 处方　五倍子粉 1500g，黑醋 3000ml、蜜糖 500g，冰片适量

　　穴位　阿是穴

　　方法　将黑醋与蜜糖入砂锅煮沸，徐徐加入五倍子粉，搅拌，熬成药膏，加入冰片和匀，备用。将药贴敷患部阿是穴处。每日换药 1 次。

疔疮

❖ 处方　木芙蓉花叶、天仙子各 3 份，连钱草 1 份

　　穴位　阿是穴

　　方法　上三味，分研细末，过 100 目筛，混合均匀，灭菌后备用。每用时，取药末适量，以温开水调成糊状，均匀抹于纱布上，贴敷患部阿是穴。每日换药 1 次。

❖ 处方　苍耳子虫 100 条

　　穴位　阿是穴

　　方法　将苍耳子虫先入麻油内浸泡，用时取出，捣烂。以碘酊、乙醇消毒患部及周围处，取药适量敷于患部阿是穴及疔疮头上，外以纱布覆盖、用胶布固定。每日换药 1 次。

风疹

❖ 处方　银柴胡、胡黄连、防风、浮萍、乌梅、甘草各等份

　　穴位　脐窝

　　方法　上六味，共研为细末，过筛，装瓶密封备用。每用时，取药末适量，填满脐窝，用手压实，盖上纱布，以胶布固定。每日换药 1 次，1 日为 1 疗程。

❖ 处方　苦参 30g，氯苯那敏（扑尔敏）30 片，防风 15g

　　穴位　脐窝

　　方法　上三味，分研为细末，分装瓶内，密封备用。每用时，各取上药三分之一，混合均匀，填入脐窝，以纱布覆盖、用胶布固定。每日换药 1 次，10 日为 1 疗程。

湿疹

❖ 处方　苍术、黄柏、青黛、滑石、龙骨各 30g，冰片、轻粉各 10g

　　穴位　阿是穴

　　方法　上七味，共研为细末，装瓶备用。每用时，取药末适量，用凡士林调为糊状，涂敷患部阿是穴。每日换药 1 次，10 日为 1 疗程。

❖ 处方　白芷、白及、白枯矾、黄柏、硫黄各 25g

　　穴位　阿是穴

　　方法　上五味，共研为细末，装瓶备用。若湿疹未流水或未溃烂，取药末以麻油调成糊状，涂敷患部阿是穴处；若湿疹已流水或溃烂，取药末直接撒于患部阿是穴处。每

日换药 1 次，病甚者可每日换药 2 次。

牛皮癣

❖ 处方　乌梅、大枣各 75g，黄芪 25g，防风、白术、紫丹参各 20g，斑蝥 20 只

处位　肺俞、心俞、足三里、血海、大椎

方法　初伏前将乌梅、大枣浸入陈酒中，余药共研为细末，过 80 目筛备用。每用时，取药末适量，用乌枣酒调为糊状，做成 5 分硬币大小的药饼，贴敷在各穴位上，外用胶布固定，3 小时后揭去药贴。于初、中、末伏第 1 天各治疗 1 次，第二年继续治疗。

❖ 处方　煅石膏、轻粉各 30g，青黛、黄柏各 9g

处位　阿是穴

方法　上四味，共研为细末，取药末适量撒敷患部阿是穴处。每日换药 1 次。

蛇串疮

❖ 处方　地榆 30g，紫草 18g

处位　阿是穴

方法　上二味，共研为细末，以凡士林调匀成膏状。取药膏涂于纱布上，贴敷患部阿是穴。每日换药 1 次。

❖ 处方　侧柏叶、大黄各 60g，黄柏、薄荷、泽兰各 30g

处位　阿是穴

方法　上五味，共研为细末，备用。每用时，取药末 30g，加冷开水适量或蜂蜜适量调匀，敷于患部阿是穴。每日换药 1～2 次。

❖ 处方　雄黄 15g，冰片 9g

处位　阿是穴

方法　上二味，共研为极细末，过筛，装瓶备用。每用时，先用温开水洗患部，后取药末适量，以冷开水调匀成膏状，涂敷患部阿是穴处。每日换药 2～3 次，连续用药 3 日。

肠 痈

❖ 处方　大黄 200g，冰片 10g

处位　右下腹

方法　将大黄烘干研细末，加入冰片搅匀，用米醋调和，再加入面粉少许以增黏性。取药外敷在右下腹部包块处，覆盖纱布，用胶布固定。每日或隔日换药 1 次。此用于肠痈脓肿证。

❖ 处方　生大蒜 120g，大黄 120g，芒硝 30g

处位　阿是穴

方法　先将生大蒜、芒硝捣成糊状，用双层纱布包裹，压成饼状；再将大黄研末，

用米醋 60ml 调成糊状。用时，先取药饼，敷于右下腹阿是穴，2 小时后去掉，用温水洗净局部；再取大黄糊敷于同处，8 小时后去掉。若去药后 12～48 小时，症状不减，可再行贴敷。此用于急性肠痈证。

痔 疮

❖ 处方　芒硝 30g，冰片 10g，猪胆汁适量，白矾 10g
　　穴位　肛门
　　方法　将芒硝、白矾、冰片共研为细末，以猪胆汁调和成糊膏状，外敷肛门痔疮处，用纱布覆盖、用胶布固定。每日早、晚各敷 1 次。

❖ 处方　①蝉蜕 15g，冰片 12g，麻油 30g；②金银花 20g，木鳖子捣研 12g，甘草 12g
　　穴位　肛门
　　方法　将①方蝉蜕用微火焙焦成性，研末，入冰片同研成极细末，用麻油调制成油膏。每晚临睡前，先用②方煎汤，趁热熏洗肛门患部四周，然后用棉签蘸油膏涂敷痔核上。连用 5～7 日。注意：忌食辛辣、鱼虾等物。

扭 伤

❖ 处方　大黄粉、生姜汁各适量
　　穴位　阿是穴
　　方法　上二味，混合调匀成膏状，备用。每用时，将药膏平摊在扭伤处阿是穴，覆盖油纸或塑料薄膜以保持湿润，再用纱布、胶布等固定。敷 12～24 小时，若未愈者，再敷之。

❖ 处方　生栀子 20g，明乳香 15g，生大黄、核桃仁各 6g
　　穴位　阿是穴
　　方法　上四味，共研为细末，备用。用时取药末适量，新伤用鸡蛋清调敷，陈旧伤（超 1 日以上者）用陈酒调敷，均敷于伤处阿是穴，外覆盖不吸水纸或塑料薄膜，12 小时后取下。陈旧伤可连续敷用。

落 枕

❖ 处方　葱白、生姜各适量
　　穴位　阿是穴
　　方法　上二味，共捣烂，炒热，用布包裹药泥，敷熨患处阿是穴。每日 2～3 次。

❖ 处方　白芥子 15g
　　穴位　阿是穴、天柱、肩井、悬钟、后溪
　　方法　上一味，研细末，装瓶备用。取药末 3g，用黄酒调成糊状，贴敷各穴，以纱布盖上、用胶布固定，3 小时去掉。每 3～4 日贴 1 次。

❖ 处方　鲜蓖麻叶适量

　　穴位　阿是穴

　　方法　上一味，捣烂如泥膏，贴敷患部阿是穴，上盖塑料布或油纸，用胶布固定。每日贴敷 1 次。

耳鸣耳聋

❖ 处方　松香 15g，巴豆（去壳，研细）20 粒

　　穴位　鼻孔

　　方法　上二味，先将松香放入铁锅中熔化，再下巴豆，拌匀，取出研为细末，用葱汁调和，做成莲子大药丸，以细白布包裹，置户外一宿，取回，塞于聋耳一侧鼻孔中；若两耳患疾，将药丸交替塞入两鼻孔中。

❖ 处方　皂荚（去皮、弦、子）5 条

　　穴位　鼻内

　　方法　上一味，先用蜜炙，捶碎，放入水中揉成浓汁，去渣，煎熬成膏。每用时，取膏药少许，涂于鼻内。口中咬一根筷子，待涎流尽为止。

聤　耳

❖ 处方　紫草 1～3 枝，冰片少许，人奶适量

　　穴位　两耳

　　方法　前二味捣烂研细，加人奶适量调和，置锅上蒸熟。每用时，将药奶滴入耳中。

❖ 处方　小麦面 50g

　　穴位　耳前后

　　方法　上一味，用醋煎沸，打入浆糊。每晚临睡前涂搽耳前耳后（耳上不涂搽），外用纱布覆盖、用胶布固定。早晨起床后洗掉，至晚上再涂搽。

❖ 处方　冰片 1g，朱砂 0.3g，玄明粉、硼砂各 1g

　　穴位　耳腔

　　方法　上四味，共研为极细末，装瓶备用。每用时，先用棉签将患耳中的脓液擦干，若脓液过多，可用过氧化氢（双氧水）洗耳，然后取药末少许，均匀地喷撒入耳腔。可连续用药至病愈。

目赤肿痛

❖ 处方　鲤鱼胆 5 枚，黄连末 15g

　　穴位　目眦

　　方法　上二味，和匀，入蜂蜜少许，装瓶，放置锅上蒸熟。每用时，敷贴两目眦。

❖ 处方　决明子

　　穴位　太阳

　　方法　上一味，炒，研细末，以茶调敷太阳穴，干则易之。

❖ 处方　乳香、没药、雄黄、芒硝、黄连各 5 克

　　穴位　鼻孔

　　方法　上五味，共研为细末。每用时，以一纸筒，取少许药末，放入患者鼻孔中。

夜　盲

❖ 处方　细辛、川芎、薄荷、蔓荆子各 5g

　　穴位　鼻孔

　　方法　上四味，共研为细末。每用时，以一纸筒，取药末少许，放入患者鼻孔中。

❖ 处方　川芎、白芷、细辛、龙脑叶、猪牙皂角子各 5g

　　穴位　鼻孔

　　方法　上五味，共研为细末。每用时，以一纸筒，取药末少许，放入患者鼻孔中。

❖ 处方　芒硝 60g，没药、乳香各 15g

　　穴位　鼻孔

　　方法　上三味，共研为细末。每用时，以一纸筒，取药末少许，放入患者鼻孔中。

针　眼

❖ 处方　生南星 9g，生地黄不拘多少

　　穴位　太阳

　　方法　上二味，共捣研如膏。敷贴双侧太阳穴，外用纱布覆盖、用胶布固定。

❖ 处方　野芹菜（去根叶）1 把

　　穴位　手腕

　　方法　上一味，捣烂，敷贴于两手腕上，外用纱布覆盖、用胶布固定。

❖ 处方　黄连 9g，麻油适量

　　穴位　阿是穴

　　方法　上一味，研细末，用麻油适量调匀成膏状。用药时，取药膏涂布于纱布上，贴敷患部阿是穴。每日贴敷 3 次。

近　视

❖ 处方　生地黄 120g，天冬、菊花各 60g，枳壳 90g

　　穴位　太阳

　　方法　上四味，共研为细末，以白蜜调和成膏状。用药时，取药膏适量，贴敷双侧太阳穴，盖上纱布，以胶布固定。晚上贴敷，次晨取下。每日 1 次贴敷。

❖ 处方　明矾 6g，黄连、冰片各 0.6g，鲜生姜适量

　　穴位　太阳、光明

　　方法　前三味，共研末，鲜姜捣烂，以水或蜂蜜调诸药成膏状。取药膏适量，贴敷

双侧太阳、光明穴。每日敷药 1 次。

斜 视

❖ 处方　松香 1.5g，乳香 0.75g，朱砂 0.75g，铜绿 0.75g，蓖麻仁适量

　　穴位　太阳

　　方法　上五味，共捣研成膏状，摊于油纸上，敷贴在双侧太阳穴，左侧斜视贴右侧，右侧斜视贴左侧，瞳正即去。

鼻 渊

❖ 处方　独头大蒜 2 粒

　　穴位　足心

　　方法　上一味，去皮，切成薄片，贴于两足心，外用纱布固定。

❖ 处方　香附 10g，荜茇 10g，独头大蒜 1 粒

　　穴位　囟门

　　方法　上三味，共捣烂如泥，做成饼状，贴敷在脑囟门上，外用纱布固定。

❖ 处方　黄木香花 50g

　　穴位　头顶百会

　　方法　上一味，铺于头顶百会处，外用纱布固定。

鼻 鼽

❖ 处方　川芎、辛夷各 30g，细辛 2g，木通 15g。

　　穴位　鼻中

　　方法　上四味，共研末。用药时，取药末少许，用棉裹药塞鼻中，湿则易之。

❖ 处方　香附、荜茇各等份，大蒜适量

　　穴位　囟门

　　方法　上三味，捣烂，做成饼状。取药饼贴敷囟门处，并用艾条隔药饼悬灸。

❖ 处方　斑蝥适量

　　穴位　印堂

　　方法　上一味，去足翅，研末，装瓶备用。用药时，取生药末少许，以水或蜂蜜调匀成糊状，敷印堂穴，上盖纱布，用胶布固定。24 小时揭去。

喉 蛾

❖ 处方　冰片 5g，全蝎 10g，菜油 2ml

　　穴位　外廉泉

　　方法　前二味，共研末，调入菜油拌匀，制成 5 分硬币大小的药饼，贴敷外廉泉

处，24 小时换药。

❖ 处方　吴茱萸 12g

　　穴位　涌泉

　　方法　上一味，研为末，用食醋调成糊状，贴敷双足涌泉穴。每日换药。

❖ 处方　灯笼草 30g

　　穴位　喉外

　　方法　上一味，作 2 剂药用，其一为散剂研末；其二为煎剂，加水煎煮取汁。外用散剂时，用酒调药末，敷喉外；内服煎剂时，每日服 1 剂，分 2 次服用。

咽喉肿痛

❖ 处方　绿豆粉 30g

　　穴位　颈项

　　方法　用鸡蛋清调绿豆粉成膏糊状，敷贴在双侧颈项处。每日用药 1 次。

❖ 处方　吴茱萸 30g，生附子 6g

　　穴位　涌泉

　　方法　上二味，共研细末，用面粉少量混匀，以米醋调为糊状，制成两个药饼。取药饼，微蒸热，贴敷双足心涌泉穴上，用纱布覆盖、胶布裹之。每日换药 1 次。

❖ 处方　谷精草、土牛膝各 30g

　　穴位　鼻孔

　　方法　上二味，共捣烂取汁，滴于患者双侧鼻孔中，得吐即愈。

牙　痛

❖ 处方　苍盐（炒）12g，青黛 1.5g

　　穴位　鼻孔

　　方法　上二味，共研为细末。每用时，以一纸筒，取少许药末，放入牙痛一侧的鼻孔中。

❖ 处方　全蝎 21 个，五倍子 15g，蝼蛄 6 个

　　穴位　太阳

　　方法　上三味，共研为细末，用葱汁调和成膏，摊在纸上，贴敷在牙痛一侧的太阳穴上。

❖ 处方　生附子 20g

　　穴位　足心

　　方法　上一味，研细末，用唾液调和，涂敷于两足心。

鸡　眼

❖ 处方　鸦胆子仁 10 粒

穴位　阿是穴

方法　将鸦胆子仁捣烂如泥，备用。用药时，先用温热水泡脚，后剪去鸡眼上的硬皮，涂少许药泥于胶布上，贴敷在患部阿是穴上，外固定之。5～7日换药1次。

附：艾灸疗法

相应部位。以热水浸泡患处，待角质层软化后用刀将其削薄，放鲜姜片于鸡眼上，上置艾炷点燃灸，待其燃尽，再换一炷灸。每次灸5～7炷，每日灸1次。

冻 伤

❖ 处方　萝卜1个，麻油适量

穴位　阿是穴

方法　在萝卜中间挖一个圆洞，将麻油倒入洞孔中，再将萝卜放在木炭火中烧，待麻油开滚后，即倒出麻油备用。用治时，用无菌棉球蘸热萝卜油涂敷患处阿是穴。每日2～3次。

❖ 处方　煅明矾30g，干姜（炒黄）30g，马勃15g

穴位　阿是穴

方法　上三味，共研为细末。用药时，先用温开水将患部洗净、拭干，取药末适量，敷于患部阿是穴，外盖纱布，用胶布固定。每2日换药1次。

烧烫伤

❖ 处方　大黄、地榆、黄柏各等份

穴位　患外

方法　先将地榆、黄柏加油熬煮，后加入大黄，待药熬成焦黄色，去渣待冷将纱布浸泡其中。用药时，取浸泡药油之纱布，包敷患处。

❖ 处方　紫草25g，黄连末10g，蜂蜡50g，豆油500ml

穴位　患处

方法　将豆油熬开，放入紫草，焦后去渣，入蜂蜡，熔化后入黄连末搅匀。取药适量，涂敷患处。每日1次。

毒蛇咬伤

❖ 处方　雄黄、蜈蚣各25g，鲜苍耳草50g

穴位　伤口

方法　前二味，研细末，鲜苍耳草捣烂如泥，与药末拌匀成膏状。用药时，先用凉开水冲洗创面，再以三棱针挑破伤口，旋即取药膏涂敷伤口处，使毒液向外流出。

❖ 处方　藤黄、雄黄各50g，蟾酥15g，细辛、白芷各30g，生附子20g，蜈蚣20条

穴位　伤口

方法　上七味，共研为细末，以白酒适量调药末成膏糊状。用药时，先以水净创

面，后取药膏外涂伤口及四周。每日数次用之。

雀 斑

❖ 处方 ①白附子、白芷、白丁香、山柰、硼砂各 15g，石膏、滑石各 21g，冰片 10g；②白僵蚕、丹参、防风各 30g

穴位 阿是穴

方法 ①方八味药，共研为极细末，装瓶备用。②方各药，加水煎煮，取药汤待温。用药时，先以药汤洗面，后取药末少许，以凉开水调成糊膏状，以掌均匀涂敷面部各阿是穴处。

❖ 处方 皂角、浮萍、乌梅肉、甜樱桃枝各 50g

穴位 面部

方法 上四味药，加水 500ml 煎煮，去渣取汁待温，后以药汁洗擦、涂敷面部患处。早晚各 1 次用之。

面部色斑

❖ 处方 白及、白芷各 6g，白蔹 4.5g，白附子 6g，白丁香 4.5g，密陀僧 3g

穴位 患部

方法 上六味，共研为细末，装瓶备用。每晚用时，先净患部，再取药末少许，以鸡蛋清或白蜜调成膏状，涂敷患部，次晨洗去。

❖ 处方 滑石、白芷各 30g，白附子 15g，绿豆粉 240g

穴位 面部

方法 上四味，共研为极细末，装瓶备用。每晚用时，先洗面部，再取药末数克涂搽面部。

❖ 处方 白附子、白术、白芷、白及各 15g，白薇 10g，白僵蚕 20g

穴位 面部

方法 上六味，共研为极细末。每晚用时，先洗面，以鸡蛋清调药末少许，涂抹面部，次晨洗掉。

扁平疣

❖ 处方 生半夏、斑蝥各等份

穴位 患部

方法 上二味，共研末，用 10% 盐酸调成糊状。将扁平疣体消毒。用消毒过的小梅花针叩击疣体顶部，使微出血，再将药贴敷疣体顶端患部，以纱布盖之、用胶布固定。每日换药 1 次。

❖ 处方 大蒜适量

穴位 患部

　　方法　将大蒜捣烂成泥糊状，用时，先将疣体顶部剪破，使出血，再取蒜泥敷贴其患部，用纱布盖上、用胶布固定。注意：操作时消毒。

❖　**处方**　冰片 3g，鲜荸荠 12g

　　穴位　患部

　　方法　将干净荸荠与冰片共捣研如泥状，备用。先用热水洗净患部，再取药泥涂敷患部，以纱布盖之、用胶布固定。每日换药 1 次。

痤　疮

❖　**处方**　黄芩、黄柏、红花、硫黄各等份

　　穴位　患处

　　方法　上四味，共研为细末，装瓶备用。用药时，取药末适量，以清水调为糊状，涂敷患处，上盖纱布，以胶布固定。每日换药 2～3 次。

❖　**处方**　杭白芷 60g，白附子 40g

　　穴位　患处、肚脐、手心、足心涌泉

　　方法　上二味，共研细末，过 100 目筛，装瓶备用。用药时，取药末适量，用茶叶水调为糊状，先将局部皮肤洗净，再将药敷于患部及各经穴处。晚敷晨去。15 日为 1 疗程。

❖　**处方**　大蒜、葱白各适量

　　穴位　患部

　　方法　上二味，捣烂如泥膏状，用药泥涂敷患部，以纱布覆盖，用胶布固定。每日用 1 次。

酒渣鼻

❖　**处方**　大黄、硫黄各等份，大枫子仁、冰片各适量

　　穴位　鼻上

　　方法　上四味，捣研成糊状，外敷鼻上。每日 3 次。

❖　**处方**　大枫子仁、生杏仁、铅粉、水银各 10g

　　穴位　患处

　　方法　先将水银用铅粉一起火煅，并研为细末，再与大枫子仁、生杏仁共捣烂，加去膜猪板油同捣杵为糊状，装瓶备用。取药糊少许涂敷患处，每日 3 次。

狐　臭

❖　**处方**　佩兰叶 9g，滑石 12g，枯矾 6g

　　穴位　腋窝

　　方法　上三味，共研末。用药时，将药末敷于腋窝中，用绷带包扎之。3 日换药 1 次。

❖　**处方**　滑石 70g，炉甘石 15g，密陀僧 10g，冰片 5g

穴位　腋窝

方法　上四味，共研细末，装瓶备用。每用时，先洗浴，后取药末适量，外涂擦腋窝处。每日用之。

❖ 处方　公丁香18g，红升丹27g，石膏45g

穴位　腋窝

方法　上三味，共研末，装瓶备用。用药前，先洗浴，后将药末涂敷腋窝中。常用之。

脱　发

❖ 处方　零陵草30g，辛夷15g，山奈、白芷各9g，玫瑰花15g，檀香18g，大黄、甘草各12g，细辛、公丁香各9g

穴位　阿是穴

方法　上十味，共研细末，装瓶备用。取药末适量，用苏合油适量调匀成糊状，涂脱发区域阿是穴处。若治白发涂其发上。每日1～3次。

❖ 处方　芫花、红花、制川乌、制草乌、细辛、川椒各3g

穴位　阿是穴

方法　上六味，共研为细末，放入适量75%乙醇溶液或白酒中，浸泡1周左右，过滤取汁，备用。每用时，用棉签蘸药液涂擦患部阿是穴处，擦至头皮发红为度。每日1～2次，1个月为1疗程。

肥　胖

❖ 处方　番泻叶5g，干荷叶100g，泽泻、山楂各30g

穴位　肚脐

方法　上四味，共研为末，备用。每用时，取药末15～20g，以红茶水调和成膏糊状，敷贴在肚脐上，外用纱布覆盖、用胶布固定。每日换药1次。

❖ 处方　佩兰20g，白芷、苍术各15g，独活、木香各10g，花椒、艾叶各5g，桂枝12g

穴位　神阙

方法　上药加清水适量煎3次，3次煎液合并浓缩，烘干，研细末，装入小布袋内，封口备用。用时取药袋敷神阙穴上，外用绷带包扎固定。

烟　瘾

❖ 处方　丁香、肉桂、谷氨酸钠各等份

穴位　甜味

方法　上三味，共研末，装瓶备用。每用时，取药末0.5～1g，用凡士林调成膏状，或加少许白酒做成药饼，贴敷于合谷穴压痛明显侧的甜味穴（在腕背桡侧横穴上约0.7寸处），外用胶布固定。24小时后取下。

第三部分 穴敷疗法常用药物

白芥子

性味归经 辛、温。归肺经。
功效 豁痰利气、祛痰散结。

薄 荷

性味归经 辛、凉。归肺、肝经。
功效 疏风解热、清利头目、透疹辟秽。

淡豆豉

性味归经 辛、甘、微苦、寒或微温。归肺、胃经。
功效 解表、除烦。

连 翘

性味归经 苦、微寒。归心经。
功效 清热解毒、消痈散结。

明 矾

性味归经 酸、寒。归脾经。
功效 收敛燥湿、止血止泻、祛痰解毒。

瓜 蒌

性味归经 苦、寒。归肺、胃、大肠经。
功效 宽中散结、清热化痰。

贝 母

性味归经 川贝母：苦、甘、微寒；浙贝母：苦、寒。归心、肺经。
功效 止咳化痰、清热散结。

青 黛

性味归经 咸、寒。归肝经。
功效 清热解毒、凉血消斑。

皂 荚

性味归经 辛、温。有小毒。归肺、大肠经。

功效　祛痰、开窍。

吴茱萸

性味归经　辛、苦、大热。有小毒。归脾、胃、肝、肾经。
功效　温中止痛、理气止呕。

麻　黄

性味归经　辛、微苦、温。归肺、膀胱经。
功效　解表发汗、宣肺平喘、利水消肿。

胡　椒

性味归经　辛、热。归胃、大肠经。
功效　温中散寒。

半　夏

性味归经　辛、温。有毒。归脾、胃经。
功效　降逆止呕、燥湿祛痰、宽中消痞、下气散结。

轻　粉

性味归经　辛、寒。燥热有毒。
功效　杀虫攻毒（外用）；逐水通便（内服）。

金沸草

性味归经　咸、温。归肺、大肠经。
功效　散风寒、化痰饮、消肿毒。

代赭石

性味归经　苦、寒。归肝、心经。
功效　镇逆平肝、清热止血。

皂角刺

性味归经　辛、温。归肝、胃经。
功效　清肿排脓、治风杀虫。

硫　黄

性味归经　酸、温。有毒。归肾、大肠经。
功效　散痈杀虫（外用）；补火助阳（内服）。

雄　黄

性味归经　辛、温。有毒。归胃经。
功效　解疮毒、杀虫。

滑　石

性味归经　甘、寒。归胃、膀胱经。
功效：利水通淋、清热解暑。

大　黄

性味归经　苦、寒。归脾、胃、大肠、心包、肝经。
功效　攻积导滞、泻火凉血、逐瘀通经。

丁　香

性味归经　辛、温。归肺、胃、脾、肾经。
功效　温中降逆、温肾助阳。

甘　草

性味归经　甘、平。归十二经。
功效　补脾益气、清热解毒、润肺止咳、调和诸药。

附　子

性味归经　大辛、大热。有毒。归心、脾、肾经。
功效　回阳补火、温中止痛、散寒燥湿。

小茴香

性味归经　辛、温。归肝、肾、脾、胃经。
功效　理气止痛、调中和胃。

木　香

性味归经　辛、苦、温。归脾、大肠经。
功效　行气止痛。

羌　活

性味归经　辛、苦、温。归膀胱、肝经。
功效　解表散寒、通痹止痛。

苍　术

性味归经　辛、苦、温。归脾、胃经。

功效　燥湿健脾、祛风散湿。

肉　桂

性味归经　辛、甘、大热。归肝、肾、脾经。
功效　温中补阳、散寒止痛。

五倍子

性味归经　酸、寒。归肺、肾、大肠经。
功效　敛肺降火、涩肠止泻、敛汗止血。

巴　豆

性味归经　辛、热。有大毒。归胃、大肠经。
功效　泻下去积、逐水退肿。

蓖麻子

性味归经　甘、辛、平。有小毒。
功效　消积导滞（内服）；疗疮祛毒（外用）。

麝　香

性味归经　辛、温。归心、脾经。
功效　开窍辟秽、活血散结、催生下胎。

冰　片

性味归经　辛、苦、微寒。归心、脾、肺经。
功效　芳香开窍（内服）；散热止痛（外用）。

芒　硝

性味归经　辛、咸、苦、大寒。归胃、大肠、三焦经。
功效　泻热导滞、润燥软坚。

龙胆草

性味归经　苦、寒。归肝经。
功效　清利肝胆湿热。

朱　砂

性味归经　甘、微寒。归心经。
功效　镇心安神、解毒防腐。

小　蓟

性味归经　甘、凉。归肝经。

功效　凉血、止血。

酸枣仁

性味归经　甘、酸、平。归心、脾、肝、胆经。

功效　养肝、宁心、安神、敛汗。

川　芎

性味归经　辛、温。归肝、胆经。

功效　活血行气、祛风止痛。

何首乌

性味归经　苦、涩、微温。归肝、肾经。

功效　补肝肾、益精血（熟）；通大便、解疮毒（生）。

郁　金

性味归经　辛、苦、凉。归心、肺、肝经。

功效　行气解郁、凉血破瘀。

杏　仁

性味归经　苦杏仁：苦、温、有小毒；甜杏仁：甘、平、无毒。

功效　止咳定喘、润肠通便。

玄　参

性味归经　甘、苦、寒。归肺、胃、肾经。

功效　养阴生津、泻火解毒。

蛇　蜕

性味归经　甘、辛、咸。有毒。

功效　止咳治痉、通利小便。

金银花

性味归经　甘、寒。归肺、胃、心经。

功效　清热解毒。

麦　冬

性味归经　甘、微苦、微寒。归心、肺、胃经。

功效 养阴清热、润肺止咳。

桔 梗

性味归经 苦、辛、平。归肺经。
功效 开提肺气、祛痰排脓。

百 部

性味归经 甘、苦、微温。归肺经。
功效 润肺止咳、灭虱杀虫。

天花粉

性味归经 甘、微苦、微寒。归肺、胃经。
功效 清肺润燥、养胃生津。

当 归

性味归经 甘、辛、温。归肝、心、脾经。
功效 补血和血、调经止痛、润肠通便。

蒲公英

性味归经 苦、甘、寒。归肝、胃经。
功效 清热解毒、消痈散结。

白 及

性味归经 苦、甘、涩、微寒。归肝、肺、胃经。
功效 收敛止血、消肿生肌。

鲜毛茛叶

性味归经 辛、温。有毒。
功效 消痈散肿、疗疮止疟。

桃 仁

性味归经 苦、平。归心、肝、大肠经。
功效 破血去瘀、润燥滑肠。

栀 子

性味归经 苦、寒。归心、肝、肺、胃经。
功效 泻火除烦、泄热利湿。

桑 枝

性味归经 苦、平。归肝经。

功效 清热、祛风、通络。

陈 皮

性味归经 苦、辛、温。归脾、肺经。

功效 行气健脾、燥湿化痰、降逆止呕、消痈散肿。

厚 朴

性味归经 苦、辛、温。归脾、胃、肺、大肠经。

功效 化湿导滞、行气平喘。

猪 苓

性味归经 甘、平。归肾、膀胱经。

功效 利水渗湿。

地 龙

性味归经 咸、寒。归胃、肾、肝经。

功效 清热止痉、舒筋活络、清热利尿。

甘 遂

性味归经 苦、寒。有毒。归脾、肺、大肠经。

功效 泻火逐饮、消肿散结。

车前子

性味归经 甘、寒。归肝、肾、小肠、肺经。

功效 利水、通淋、止泻。

槟 榔

性味归经 辛、苦、温。归胃、大肠经。

功效 杀虫消积、利气行水。

阿 魏

性味归经 辛、苦、温。归脾、胃经。

功效 消痞去积、散癥破瘕。

蜈 蚣

性味归经 辛、温。有毒。归肝经。

功效　止痉挛，解疮毒、蛇毒。

天南星

性味归经　苦、辛、温。有毒。归肺、肝、脾经。
功效　燥湿祛痰、祛风解痉。

黄　柏

性味归经　苦、寒。归肾、膀胱、大肠经。
功效　清热燥湿、泻火解毒。

大麻仁

性味归经　甘、平。归脾、胃、大肠经。
功效　润燥滑肠、滋养补虚。

棕　榈

性味归经　苦、涩、平。归肺、肝、大肠经。
功效　收涩止血。

赤芍药

性味归经　苦、微寒。归肝经。
功效　凉血活血、消痈散肿。

龙　骨

性味归经　甘、涩、平。归心、肝、肾经。
功效　平肝潜阳、镇惊固涩。

蟾　酥

性味归经　甘、辛、温。有毒。归胃经。
功效　攻毒散肿、通窍止痛。

五味子

性味归经　酸、温。归肺、肾经。
功效　敛肺滋肾、涩精止泻、生津敛汗。

黄　芪

性味归经　甘、微温。归脾、肺经。
功效　补气升阳、固表止汗、托毒排脓、利水退肿。

穿山甲

性味归经　咸、微寒。归肝、胃经。
功效　通经下乳、消肿排脓。

川楝子

性味归经　苦寒。有小毒。归肝、胃、小肠经。
功效　清肝火、除温热、杀虫止痛。

桂　枝

性味归经　辛、甘、温。归心、肺、膀胱经。
功效　发汗解肌、温经通阳。

乌　药

性味归经　辛温。归脾、肺、肾、膀胱经。
功效　顺气降逆、散寒止痛。

细　辛

性味归经　辛、温。归肺、肾经。
功效　发表散寒、温肺祛痰、祛风止痛。

海蛤壳

性味归经　苦、咸、平。归肺、肾经。
功效　清热化痰、软坚散结。

乌　头

性味归经　辛、温。有大毒。归肝经。
功效　祛风除湿、温经止痛。

丹　参

性味归经　苦、微寒。归心、心包经。
功效　调经活血、消肿止痛、清热通窍、除烦安神。

檀　香

性味归经　辛、温。归脾、胃、肺经。
功效　理气散寒、止痛开胃。

乳　香

性味归经　辛、苦、温。归心、肝经。

功效　活血、定痛、伸筋（内服、外用）；消肿、止痛、生肌（外用）。

没　药

性味归经　苦、平。归肝经。

功效　散瘀定痛（内服）；消肿、止痛、生肌（外用）。

红　花

性味归经　辛、温。归心、肝经。

功效　活血通经、去瘀止痛。

王不留行

性味归经　苦、平。归肝、胃经。

功效　行血调经、下乳消肿。

血　竭

性味归经　甘、咸、平。归心包、肝经。

功效　行瘀止痛、敛疮生肌。

莪　术

性味归经　苦、辛、温。归肝、脾经。

功效　行气破血、消积止痛。

香　附

性味归经　辛、微苦、平。归肝、三焦经。

功效　理气解郁、调经止痛。

独　活

性味归经　辛、苦、微温。归肝、膀胱经。

功效　祛风胜湿止痛。

白僵蚕

性味归经　咸、辛、平。归肝、肺经。

功效　祛风、解痉、散结。

五加皮

性味归经　辛、温。归肝、肾经。

功效　散风湿、强筋骨。

艾　叶

性味归经　苦、辛、温。归脾、肝、肾经。

功效　散寒除湿、温经止血。

鸡冠花

性味归经　甘、凉。归肝、肾经。

功效　凉血、止血。

荷　叶

性味归经　苦、平。归肝、脾、胃经。

功效　清热解暑、升发清阳。

白　术

性味归经　苦、甘、温。归脾、胃经。

功效　补脾益气、燥湿利水、固表止汗。

茯　苓

性味归经　甘、平。归心、肺、脾、胃、肾经。

功效　白茯苓：利水渗湿、健脾补中、宁心安神；赤茯苓：分利湿热。

樟　脑

性味归经　辛、热。有毒。归心经。

功效　除湿杀虫、温散止痛（外用）；开窍辟秽（内服）。

紫苏叶

性味归经　辛、温。

功效　解表镇咳、健胃利尿。

龟　板

性味归经　咸、平。归肾、心、肝经。

功效　滋阴潜阳、益肾健骨。

蝉　蜕

性味归经　甘、寒。归肺、肝经。

功效　散风热、透疹、退翳、解痉。

乌　梅

性味归经　酸、平。归肝、脾、肺、大肠经。

功效　敛肺、涩肠、生津、安蛔。

牛蒡子

性味归经　辛、苦、寒。归肺、胃经。
功效　疏风散热、利咽散结、解毒透疹。

伏龙肝

性味归经　辛、微温。归脾、胃经。
功效　温中和胃、止血止呕。

麦　芽

性味归经　甘、平。归脾、胃经。
功效　消食和中、退乳。

党　参

性味归经　甘、平。归脾、肺经。
功效　补中益气。

茯　神

性味归经　甘、淡、平。归心、脾经。
功效　宁心安神。

柏子仁

性味归经　甘、平。归心、肝、肾经。
功效　养心安神、润肠通便。.

百草霜

性味归经　辛、温。归肺、胃、大肠经。
功效　止血、止泻。

延胡索（玄胡）

性味归经　辛、苦、温。归肝、脾经。
功效　活血、利气、止痛。

荆芥穗

性味归经　辛、温。归肺、肝经。
功效　祛风、解表。

瓜 蒂

性味归经　苦、寒。有小毒。归胃经。
功效　涌吐风热痰涎、宿食。

藜 芦

性味归经　辛、苦、寒。有剧毒。归肺、胃经。
功效　涌吐风痰、杀虫。

竹 叶

性味归经　辛、淡、甘、寒。归心、胃经。
功效　清热除烦。

白 薇

性味归经　苦、寒。归肝、胃经。
功效　清热凉血。

黄 连

性味归经　苦、寒。归心、肝、胆、胃、大肠经。
功效　清热燥湿、清心除烦、泻火解毒。

伸筋草

性味归经　苦、辛、温。归肝、脾、肾经。
功效　祛风散寒、除湿消肿、舒筋活血。

芦 根

性味归经　甘、寒。归肺、胃经。
功效　清肺胃热、止呕除烦。

酢浆草

性味归经　酸、寒。
功效　解热、止渴、利尿杀虫（内服）；疗疮祛毒（外用）。

鹅不食草（天胡荽）

性味归经　辛、苦、寒。
功效　清热、利尿、消肿、解毒。

石 膏

性味归经　辛、甘、大寒。归胃、肺经。

功效　清热泻火、除烦止渴。

硼　砂

性味归经　甘、咸、凉。归肺、胃经。
功效　解毒防腐（外用）；清热消痰（内服）。

益智仁

性味归经　辛、温。归脾、肾经。
功效　补肾固精、缩小便、温脾止泻、摄涎唾。

胡黄连

性味归经　苦、寒。归肝、胃、大肠经。
功效　清热燥湿、除蒸消疳。

虎　杖

性味归经　苦、平。归肝、胆、肺经。
功效　祛风、利湿、破瘀、通经。

紫花地丁

性味归经　苦、辛、寒。归心经。
功效　清热解毒、消散痈肿。

胆南星

性味归经　苦、凉。归肺、脾、肝经。
功效　化痰息风定惊（内服）；消肿定痛（外用）。

苦　参

性味归经　苦、寒。归肝、小肠、大肠、胃经。
功效　清热除湿、祛风杀虫、利水利尿。

苍耳子

性味归经　甘、苦、温。归肺经。
功效　发汗通窍、散风祛湿。

银柴胡

性味归经　甘、微寒。归肝、胃经。
功效　退骨蒸、消疳热。

防　风

性味归经　辛、甘、微温。归膀胱、肝、脾经。
功效　祛风胜湿。

浮　萍

性味归经　辛、寒。归肺经。
功效　发汗解表、行水消肿。

斑　蝥

性味归经　辛、寒。有毒。
功效　攻毒蚀疮（外用）；破血散结（内服）。

地　榆

性味归经　苦、酸、微寒。归肝、大肠经。
功效　凉血止血、收敛泻火。

紫　草

性味归经　甘、寒。归心、肝经。
功效　凉血活血、解毒透疹。

侧柏叶

性味归经　苦、涩、微寒。归肺、肝、大肠经。
功效　凉血、止血。

泽　兰

性味归经　苦、辛、微温。归脾、肝经。
功效　活血、通经、行水。

木鳖子

性味归经　苦、微甘、温。有毒。归肝、脾、胃经。
功效　消肿散结、祛毒。

玄明粉

性味归经　辛、咸、寒。归胃、大肠经。
功效　泻热、润燥、软坚。

决明子

性味归经　甘、苦、咸、微寒。归肝、胆经。

功效　清肝明目。

生地黄

性味归经　甘寒。归心、肝、肾经。
功效　清热凉血、养阴生津。

天门冬

性味归经　甘、苦、大寒。归肺、肾经。
功效　养阴清热、润燥生津。

菊　花

性味归经　甘、苦、微寒。归肺、肝经。
功效　疏风除热、解毒、养肝明目。

枳　壳

性味归经　苦、微寒。归脾、胃经。
功效　行气消痰、散积消痞。

荜　茇

性味归经　辛、热。归胃、大肠经。
功效　温中散寒。

石菖蒲

性味归经　辛、温。归心、肝经。
功效　芳香开窍、和中辟浊。

谷精草

性味归经　甘、平。归肝、胃经。
功效　疏散风热、明目退翳。

鸦胆子

性味归经　苦、寒。归大肠、肝经。
功效　清热解毒、抗疟治痢。

马　勃

性味归经　辛、平。归肺经。
功效　散邪消肿，清利咽喉。

白 蔹

性味归经　苦、微寒。归心、胃经。
功效　清热解毒、消痈散肿。

密佗僧

性味归经　辛、咸。有小毒。
功效　收敛止血、祛痰镇惊。

荸 荠

性味归经　甘、微寒、滑。归肺、胃、大肠经。
功效　清热生津、明目退翳。

大枫子仁

性味归经　辛、热。有毒。归
功效　祛风燥湿、攻毒杀虫。

佩 兰

性味归经　辛、平。归脾经。
功效　醒脾化湿、清暑辟浊。

炉甘石

性味归经　甘、平。归胃经。
功效　明目去翳、敛湿生肌。

玫瑰花

性味归经　甘、微苦、温。归肝、脾经。
功效　理气解郁、和血散瘀。

芫 花

性味归经　辛、温。有毒。归肺、脾、大肠经。
功效　泻水逐饮、杀虫、疗疮毒。

番泻叶

性味归经　甘、苦、大寒。归大肠经。
功效　泻热导滞。

泽 泻

性味归经　甘、寒。归肾、膀胱经。

功效　利水渗湿泄热。

肉　桂

性味归经　辛、甘、大热。归肝、肾、脾经。
功效　温中补阳、散寒止痛。

威灵仙

性味归经　辛、温。归膀胱经。
功效　祛风除湿、通络止痛。

杜　仲

性味归经　甘、温。归肝、肾经。
功效　补肝肾、壮筋骨、安胎。

菟丝子

性味归经　辛、甘、平。归肝、肾经。
功效　补肝肾、益精髓。

女贞子

性味归经　甘、苦、微寒。归肝、肾经。
功效　补肝明目、养心安神。

木　通

性味归经　苦、寒。归心、小肠、膀胱经。
功效　降火利水、通经下乳。

灯笼草

性味归经　甘、淡、微寒。
功效　清热、行气、止痛、消肿。

山　奈

性味归经　辛、温。
功效　芳香健胃、辟瘴除秽。

蝼蛄（土狗）

性味归经　咸、寒。
功效　逐水利尿。

艾灸疗法

第一部分　艾灸疗法简介

一、艾灸疗法的概念

艾灸疗法，是将以艾绒为主要原料做成的艾炷或艾条，燃烧后放置在人体体表的相关部位或经穴上，烧灼温熨，通过经络的传导输送，起到温通脏腑经络气血、扶正祛邪的作用，从而达到防治疾病的目的的一种外治方法。

二、艾灸疗法的起源和发展

艾灸疗法起源很早，大约是在人类发现和利用火之后产生的，与人们的生活居住，特别是与北方地区人民的生活习惯及发病特点密切相关。人类在用火的过程中，逐渐发现了身体的某一部位在受到火的烤灼后，会感觉到舒适或病痛意外减轻或疾病痊愈。通过长期的实践观察，逐渐认识到了用某一种材料熏烤人体的某一部位，可以治疗某一种疾病，从而总结出了一套规律即灸治疗法。古代文献中有许多相关的文字记载。如《足臂十一脉灸经》、《阴阳十一脉灸经》，都记录了用灸法治疗疾病。《黄帝内经》更多地记述了艾灸及其疗法的各个问题。

《黄帝内经》云："北方者……风寒冰冽，其民乐野处而乳食，藏寒生满病，其治宜灸焫"，"陷下则灸之……"《医学入门》说："凡病药之不及，针之不到，必须灸之。"《灵枢•官能》："阴阳皆虚，火自当之……经陷下者，火自当之；结络坚紧，火所治之。"

晋代时，出现了专门的针灸著作《针灸甲乙经》，这是一部针灸集大成著作，它总结了《黄帝内经》中有关针、灸方面的内容，并加以系统地整理、分类、汇编，同时总结并确定了针、灸疗法所运用的 349 个人体腧穴，并对针、灸手法，针、灸治疗疾病，以及针、灸适宜、禁忌、顺逆都作了全面的论述。

唐代王焘指出："圣人以为风为百病之长，深为可忧，故避风如避矢。是以御风邪以汤药、针灸、蒸熨，随用一法，皆能愈疾。至于火艾，物有奇能，虽曰针、汤、散，皆所不及，灸为其最要。"并提出灸为"医之大术，宜深体之，要中之要，无过此术"。

后世出现的《备急千金要方》、《外台秘要》、《铜人腧穴针灸图》、《十四经发挥》、《针灸大成》、《刺灸心法》等几部著作，都是在前代的基础上发展总结出来的。《外台秘要》亦有专篇专卷介绍艾灸疗法。

艾灸疗法源远流长，数千年来，它同针刺疗法一样，为我国人民的医疗保健事业发挥了重大的作用。它不仅从古流传至今，而且还从中国流向世界，特别是今天，它在世界上许多国家和地区被广泛地运用着，治疗了许多疾病，起到了它应有的重要作用。

三、艾灸疗法的作用机制

艾灸疗法（简称灸疗）的治疗作用，是通过调节人体的脏腑阴阳、气血功能，补偏救弊，扶持正气，达到增强抗病祛邪的能力，使人体安康无病。

（1）局部刺激作用 灸疗是在人体基本特定部位通过艾火刺激以达到防病治病为目的的一种治疗方法，其机制首先是与局部火的温热刺激有关。正是这种温热刺激，使人体局部的功能活动加强了。

（2）经络调节作用 经络学说是祖国医学的重要内容，也是灸疗的理论基础。人是一个整体，五脏六腑、四肢百骸是互相协调的，这种相互协调关系，主要是靠经络的调节作用实现的。运用灸疗，正是起到了调节经络的作用。

（3）药物调理作用 灸疗的主要原料——艾的功能，清代吴仪洛在《本草从新》中说："艾叶苦辛，生温熟热，纯阳之性，能回垂绝之亡阳，通十二经，走三阴，理气血，逐寒湿，暖子宫，止诸血，温中开郁，调经安胎……以之艾火，能透诸经而除百病。"

四、艾灸疗法的治病原则

（一）治病原则

根据中医治疗学的基本思想和艾灸治疗疾病的具体实践，灸疗同其他疗法治病一样，要坚持中医"辨证施治"思想，要遵循"八纲辨证"原则，临证时，要分清疾病的寒热虚实、表里先后、轻重缓急、病属阴或是病属阳，运用"三因制宜"，即因时、因地、因人给予治疗。灸疗具有其独特性，因用火燃艾叶治病，具有温补的性质和作用，故临床上主要用于虚寒病证。对于实热型病证，当慎用之。这也是灸疗治病的基本原则。

（二）治疗作用

灸疗以其温补的独特性质，具有以下治疗作用：

（1）温经通络，祛湿散寒 灸之热力能渗透肌层，温经行气；《素问·调经论》说："血气者，喜温而恶寒，寒则泣而不流，温则消而去之。"因此，艾灸可治疗风寒湿侵袭机体、气血运行不畅引起的病证，亦能治疗因气血虚弱引起的头晕、乳少、经闭等。

（2）行气活血，消瘀散结 《灵枢·刺节真邪》篇说："脉中之血，凝而留之，弗之火调，弗能取之。"指出灸能使气机温调，营卫和畅，则瘀结自散。故临床常用于治疗瘰疬、痈肿（未化脓）、乳痈等，有一定的疗效。

（3）温补中气，回阳固脱 可治疗久痢、久泄、遗尿、崩漏、脱肛、阴挺及寒厥等。阳气衰则阴气盛，阴盛则为寒、为厥，甚则欲脱，可用艾灸来温补虚脱的阳气。如系阳虚暴脱之危证，艾灸有回阳固脱的作用。

（4）预防疾病，保健强身 常灸足三里、气海、关元、命门、身柱、大椎等穴，能激发人体的正气，增强抗病的能力，起到防病保健的作用。

（5）平衡阴阳，补虚泻实 阴阳失调，易发疾病。阴阳失调可表现出经络系统的不同症状，如手足发热等。灸疗具有广泛的调整作用，如肝阳上亢引发头痛，则取足厥阴肝经穴位，用泻法灸疗，同时取足少阴肾经穴位，采用补法灸疗，以补虚泻实。

五、施行艾灸疗法的材料

施灸的材料，古今均以艾叶为主。关于艾叶的性能，《本草从新》记："艾叶苦辛，生温熟热，纯阳之性，能回垂绝之亡阳，通十二经，走三阴，理气血，逐寒湿，暖子宫，止诸血，温中开郁，调经安胎……以之艾火，能透诸经而除百病。"艾叶经过加工，可制成细软的艾绒，更有便于捏搓成形、易于燃烧、气味芳香、热力温和、易于穿透皮肤直达深部等优点。又因为艾产于我国各地，价值低廉，易于采获，所以几千年来，一直为灸疗中的主要材料。

此外，其他火热灸法尚有用硫磺、黄蜡、烟草、灯心草、桑枝、桃枝等作为灸疗材料的；而火热灸法则有用毛茛叶、吴茱萸、斑蝥、白芥子、蓖麻子、甘遂等作为天灸材料的。

六、艾灸疗法的种类及方法

1. 种类

临床常用的灸法有：艾炷灸、艾条灸、温针灸、其他灸法；直接灸、间接灸；温和灸、雀啄灸；温灸器灸、灯草灸、天灸；瘢痕灸、无瘢痕灸；隔姜灸、隔盐灸、隔蒜灸、隔药物饼灸。

灸的种类很多，方法亦各不相同，以上所提的是临床最常用的疗法。

2. 方法

根据不同的种类，有不同的灸法，现将常用的灸法介绍于下：

（1）艾炷灸　是将纯净的艾绒，用手捏成大小不同的圆锥形，称为艾炷。常用的艾炷大小有如麦粒，有如莲子，有如红枣。灸时每燃完一个艾炷，叫做一壮。艾炷灸时或直接置于皮肤上，或用药物将艾炷与皮肤隔开；直接置于皮肤上的称直接灸，间隔药物的称间接灸。

直接灸又分为瘢痕灸和无瘢痕灸两种。

瘢痕灸时，先在需灸的腧穴皮肤上涂以少量蒜汁，然后将大小适宜的艾炷置于穴位上，用火点燃艾炷，每壮艾炷必须燃尽，再易新炷，待规定壮数灸完为止。由于艾炷烧伤了皮肤，施灸部位便化脓形成灸疮，5～6周后，灸疮自行痊愈，结痂脱落而留下瘢痕，故称瘢痕灸。

若施灸时，不让艾炷燃尽，待燃剩 1/3 或 1/4 时，便易炷再灸，直至规定壮数灸完，此时局部皮肤尽红晕而不起疱，因无灼伤皮肤，故不化脓、不留瘢痕，称为无瘢痕灸。

此外，在用艾炷灸时，可先在需灸的腧穴上置一药物，然后将艾炷置于药物上，点燃艾炷，灸完再易，直至将规定的壮数灸完为止。

常用的药物有姜片，即将鲜姜切成直径 2～3cm、厚 0.2～0.3cm 的姜片，中间以针刺数孔，隔于艾炷与腧穴之间，称为隔姜灸；隔蒜灸，则是将独蒜切成 0.2～0.3cm 厚的片，以针刺孔待用；隔盐灸，是将食盐直接填敷于脐部，或将食盐炒热后敷于脐上，再置一定数量的艾炷施灸；隔药饼灸，是将附子或其他药物碾粉，以酒或醋调和制饼，中间以针刺孔，待用。

（2）艾条灸　是目前临床使用较多的灸法，分为温和灸和雀啄灸两种。

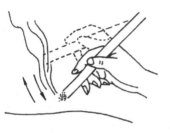

图 15　雀啄灸

温和灸是将点燃的艾条，对准施灸部位上方 2～3cm 处，不停地做旋转运动，使患者局部有温热感而无灼痛，一般每处灸 5～10 分钟。

雀啄灸是将点燃的艾条在施灸部位一上一下，像鸟啄食一样地运动，其与施灸部位不保持固定距离，直至施灸部位灼热、红晕。一般说，温和灸多用于慢性病，而雀啄灸多用于急症（见图 15）。

（3）温针灸　是将针刺入腧穴得气后，再将细软的艾绒捏在针尾上，或用一段长 2cm 的艾条，插在针柄上，点燃艾绒或艾炷，燃后除去灰烬，将针取出。这是一种简而易行的、针灸并用的方法。

（4）灯草灸　是将灯草一根，用麻油浸之，点燃后迅速按压在需灸的腧穴上，待听到"叭"的一声后，即离开皮肤。

（5）白芥子灸　亦称"天灸"，是将白芥子或其他刺激性药物，碾细水调，或捣烂成泥，敷于一定的穴位上，贴后局部发疱，借以达到治病的目的。

七、艾灸疗法的适应证及禁忌证

1. 适应证

艾灸与针刺都是通过刺激穴位激发经络的功能而起作用，从而达到调节机体各组织器官功能失调的治疗目的。概而言之，灸疗具有调节阴阳之偏、促使机体功能活动恢复正常的作用。因此，灸法的适应证是十分广泛的。内外妇儿各科的急慢性疾病，都有灸法的适应证。如本书中所记述的各种病症，都适应于艾灸疗法的治疗。

2. 禁忌证

（1）凡属实热证或阴虚发热、邪热内炽等，如高热、高血压危象、肺结核晚期、大量咯血、呕吐、严重贫血、急性传染性疾病、皮肤痈疽疮疖并有发热者，均不宜使用艾灸疗法。

（2）器质性心脏病伴心功能不全，精神分裂症，孕妇的腹部、腰骶部，均不宜施灸。

（3）颜面部、颈部及大血管走行的体表区域、黏膜附近，均不宜直接灸。

八、艾灸疗法应用时的注意事项

（1）灸疗时，要注意防火，燃艾条或艾炷时，一定要小心，以免发生意外，或灼伤患者，或燃烧衣被。

（2）灸疗时，要注意距离远近，采用适当的距离，若意外灼伤而起泡者，可用消毒过的毫针挑破水泡，外用敷料涂抹之。

（3）若患者灸疗后感觉不适，如头晕、身躁、烦热，可让患者起身活动，或饮用温开水。

（4）灸疗分先后，先灸上部，后灸下部；先灸背部，后灸腹部；先灸头身部，后灸四肢部。

（5）艾炷一般灸 3～5 壮，壮数少者先灸，壮数多者后灸；小艾炷先灸，大艾炷后灸。艾条灸一般灸 5～10 分钟或 10～15 分钟。

（6）外感高热或阳虚发热者，不宜施艾灸疗法；颜面、五官和有大血管的部位，不宜瘢痕灸；孕妇的小腹部及腰骶部不要轻易施灸。

（7）睛明、素髎、人迎、委中等经穴部位不宜采用艾灸疗法。

九、保健灸疗法

在身体某些特定穴位上施灸，以达到和气血、调经络、养脏腑、益寿延年的目的，这种养生方法称之为保健灸法。保健灸不仅可用于强身保健，亦可用于久病体虚之人，是我国独特的养生方法之一。

从古至今，保健灸疗，流传久远。《扁鹊心书》就提到："人于无病时，常灸关元、气海、命门、中脘，虽未得长生，亦可得百余岁矣。"说明了古代养生学家在运用灸疗进行养生活动方面，已有了丰富的实践经验。时至今日，灸疗作为保健方法，早已深入人心，成为了广大群众所喜爱的一种行之有效的养生方法。

保健灸疗法的常用穴位有很多：百会、大椎、大杼、膏肓、神堂、关元、气海、中脘、足三里、神阙、命门、涌泉、三阴交等。

保健灸的方法基本同普通治疗灸一样，以艾条温和灸为主，有直接灸和间接灸之分。

保健灸的主要作用是温通经脉、行气活血、培补后天、和调阴阳，从而达到强身、防病、抗衰老的目的。

（1）通经脉，行气活血　气血运行具有遇温则散、遇寒则凝的特点。灸法其性温热，可以温通经络，促进气血运行。

（2）培补元气，预防疾病　"艾为辛温阳热之药，以火助之，两阳相得，可补阳壮阴，真元充足，则人体健壮，正气存内，邪不可干。"故艾灸有培补元气、预防疾病之作用。

（3）健脾益胃，培补后天　灸法对脾胃有着明显的强壮作用，在中脘穴施灸，可以温运脾阳，补中益气。常灸足三里，不但能增强消化系统的功能，增加人体对营养物质的吸收，以濡养全身，亦可收到防病治病、抗衰防老的效果。

（4）升举阳气，密固肤表　气虚下陷，则皮毛不胜风寒，清阳不得上举，因而卫阳不固，腠理疏松。常施灸法，可以升举阳气，密固肌表，抵御外邪，调和营卫，起到健身、防病治病的作用。

第二部分　病 证 治 疗

感　冒

❖ **主穴**　风门、风池、大椎、肺俞、合谷、列缺、外关

　　配穴　肺虚加太渊、足三里；咳嗽加尺泽；头痛加太阳、印堂；身痛加大杼；体虚加膏肓俞。

　　方法　每次选 3～5 穴，以艾条温和灸；或用隔姜灸，每穴 3～4 壮，每日或隔日 1 次。

　　预防　流行季节可每日灸风门、足三里以预防之。

　　附：艾叶药用

- 艾叶适量，点燃熏烟，预防感冒。
- 艾叶、苍术二药，制成蚊香，点燃熏香，可预防感冒。

咳　嗽

❖ **主穴**　肺俞、列缺、合谷、风门、大杼

　　配穴　痰多加丰隆；胸脘痞闷加膻中、天突；气虚加太渊、足三里；脾阳不振加脾俞、膏肓俞。

　　方法　艾条温和灸，每穴 5 分钟左右；或小艾炷灸，每穴 3～5 壮。此法多用于慢性咳嗽。

　　附：艾叶药用

- 用艾叶适量，加水煎煮 15 分钟，取煎液趁热熏洗双脚，每晚睡前洗 1 次。

哮　喘

❖ **主穴**　大椎、大杼、风门、肺俞、身柱、膏肓、外关、定喘

　　配穴　肺虚加太渊、足三里；肾虚加肾俞、命门、气海、膻中；脾虚加脾俞、中脘；痰多加丰隆。

　　方法　麦粒灸，每穴每次 3～5 壮，间日 1 次，5 次为 1 疗程；或以艾条灸，每穴每次 3～5 分钟，间日 1 次，7 次为 1 疗程。久喘者可用隔蒜灸灸身柱、膏肓穴。

❖ **主穴**　大椎、肺俞、命门、足三里

　　方法　用艾卷灸各穴，至温热感达于胸部、四肢部为佳。

❖ **主穴**　大椎、肺俞、天突、灵台、膻中

　　方法　成人，用艾条灸大椎、膻中、天突、肺俞和灵台等穴，每日灸 2～3 穴；儿童，用艾条灸大椎、肺俞穴，每日灸 1 穴。

中 暑

❖ **主穴** 轻证：大椎、曲池、合谷、内关

重证：人中、百会、十宣、委中

配穴 抽筋加承山、承筋；虚脱加关元、气海、神阙。

方法 艾条温和灸，每穴 3～5 分钟；或艾炷灸，每穴 3～5 壮，关元、气海、神阙最好隔姜灸。

附：药、食调理

• 鲜枇杷叶、鲜竹叶、鲜芦根各 20g。将三味药加水共煎汤，待温凉，作冷茶饮用。

• 绿豆 250g，糖适量。将绿豆煮汤，加糖，饮服之。

呕 吐

❖ **主穴** 内关、中脘、足三里、神阙、公孙

配穴 脾胃虚弱加脾俞、胃俞。

方法 艾条温和灸，每穴 3～5 分钟；或艾炷灸，每穴每次 3～5 壮，每日 1 次。

❖ **主穴** 下脘、璇玑、足三里、腹结、内庭

方法 艾条温和灸，每穴 5～10 分钟；或艾炷灸，每穴 3～5 壮，每日 1 次。

呃 逆

❖ **主穴** 膈俞、内关、足三里

配穴 脾胃虚寒者加中脘、上脘；实证加行间；虚证加关元。

方法 艾条温和灸，每穴每次灸 5～10 分钟；或艾炷灸，每穴灸 5 壮，日灸 1～2 次。

❖ **主穴** 头面部位

方法 艾条熏疗法，将点燃的艾条置放在患者的床头边，熏蒸其头面部 3～5 分钟，每日 2～3 次。此可治顽固性呃逆证。

❖ **主穴** 鼻部、中脘

方法 先用乙醇棉球揉鼻，后隔姜灸中脘穴 10～15 分钟，日 2～3 次。

泄 泻

❖ **主穴** 中脘、神阙、天枢、内关、足三里、上巨虚、下巨虚

配穴 久泄加脾俞、胃俞、大肠俞；五更泄加关元、气海、命门、肾俞、太溪；风寒加合谷、大椎；伤食加梁门、璇玑。

方法 艾条温和灸，每穴 5 分钟；或艾炷灸，每穴 3～5 壮。3～8 日为 1 疗程。

附：艾叶药用

• 艾叶、附子、肉桂、炮姜，各取适量煎汁饮，治脾肾阳虚之泄泻。

•艾叶、桂枝、苏叶、神曲，各取适量煎汁饮，治外受寒邪，内停食滞之泄泻。

痢　疾

❖　主穴　天枢、中脘、气海、上巨虚、足三里

　　配穴　寒重加神阙、关元；湿重加阴陵泉、三阴交；呕恶加内关；里急后重甚加中膂俞。

　　方法　艾条温和灸，每次每穴 5 分钟；或艾炷灸，每穴灸 5～8 壮，其中神阙用隔盐或隔姜灸，每日灸 1 次。

❖　主穴　关元、气海

　　配穴　阿是穴

　　方法　将洗净的独头大蒜切成 2.3～3mm 厚的薄片，放在穴位上，点燃艾，离蒜片 5～10mm 熏灼，以患者有轻微灼痛感为宜。主穴灸 5～8 分钟，配穴灸 2～4 分钟，每日灸疗。

便　秘

❖　主穴　大肠俞、天枢、上巨虚、支沟

　　配穴　气滞加期门、太冲；脘腹胀痛加解溪、内关；寒结加关元、气海；气血虚加脾俞、胃俞。

　　方法　艾条温和灸，每穴 5 分钟；或艾炷灸，每穴 3～5 壮，日 1 次。

❖　主穴　支沟、天枢、大横、气海

　　配穴　气满者加中脘、行间；气血虚弱者加脾俞、肾俞；寒者加神阙、气海。

　　方法　艾条温和灸，所选穴位 20～30 分钟，每日灸。此治气血亏虚和阴寒凝滞之便秘。

眩　晕

❖　主穴　百会、风池、涌泉、足三里

　　配穴　眩甚头痛加太阳、行间、阴陵泉；痰湿盛加丰隆、内关；痰阻中焦加中脘、内关；气血两虚加脾俞、胃俞、足三里、三阴交。

　　方法　艾条温和灸，每穴 3～5 分钟；或艾炷灸，每穴 3～5 壮。每日 1 次，10 日为 1 疗程。

❖　主穴　百会、足三里

　　方法　用艾绒压灸百会穴治疗。将艾炷直接放置百会穴处，燃至无燃时，用厚纸片将其压熄，压力由轻到重，每次压穴 25～30 壮。后再灸足三里穴。

痫　病

❖　主穴　大椎、百会、身柱；前顶、神道、筋缩；囟会、脊中、腰奇、鸠尾

配穴 久病加膏肓；病发作频繁加肝俞。

方法 第 1 年取大椎、百会、身柱穴灸治，第 2 年取前顶、神道、筋缩穴灸治，第 3 年取囟会、脊中、腰奇、鸠尾穴灸治。每年灸治各组穴位，每次从农历小暑到处暑为止。

附：药物外用

• 吴茱萸适量。将药研为末，填入脐窝中，外用膏药固定。7～10 日换药 1 次。

失眠健忘

❖ *主穴* 内关、风池、百会、神门

配穴 心脾两虚加心俞、脾俞、隐白；心肾不交加心俞、肾俞；肾虚加命门、三阴交；肝郁加行间、太冲。

方法 艾条温和灸，每穴 3～5 分钟；或艾炷灸，每穴 3～5 壮，每日 1 次，10 日为 1 疗程。隐白穴用小艾炷灸，可治多梦易惊。

❖ *主穴* 大椎、身柱、灵台、心俞、肺俞、肝俞、膏肓、魂门、魄户

方法 每次选穴 3～5 个，用艾条温和灸，每穴 5～10 分钟。每日灸 1 次，10 次为 1 疗程。

❖ *主穴* 神门、百会、足三里

方法 用艾条灸各穴，常灸，用于体虚失眠证。

惊悸怔忡

❖ *主穴* 内关、神门、巨阙、心俞、厥阴俞

配穴 脾虚、气血不足加脾俞、足三里、气海；心气不足加关元、膻中；水气凌心加三焦俞、阴陵泉。

方法 艾条温和灸，每穴 10 分钟，日 1 次，10 次为 1 疗程，中间休息 3～5 日。

❖ *主穴* 中脘、足三里、心俞、神门、涌泉

方法 温灸器灸，每穴 25～30 分钟。此治心动过速证。

汗 证

❖ *主穴* 合谷、复溜、心俞、膏肓、肾俞、阴郄

配穴 盗汗加后溪；劳倦内伤加气海、足三里。

方法 每次选 4～5 穴，艾条温和灸，每穴 5～10 分钟；或艾炷灸，每穴 3～5 壮。此法多用于自汗证。

附：艾叶药用

• 艾叶、乌梅适量，煎汁饮，此治盗汗证。

肺 痈

❖ 主穴 孔最、尺泽、膻中

方法 艾炷隔蒜灸，每穴 5 壮，每日灸 1 次，10 次为 1 疗程。

❖ 主穴 大椎、脾俞、中府、膻中、尺泽、内关、太渊、鱼际、丰隆

方法 每次选择 3～5 个，艾条温和灸，每穴 5～10 分钟；或艾炷隔蒜灸，每穴 3～5 壮。每日灸 1 次，10 次为 1 疗程。

吐 衄

❖ 主穴 上星、囟会、迎香

配穴 肺热加少商；胃火加内庭；阴虚火旺加复溜、三阴交。

方法 艾条温和灸，每穴 5～10 分钟。

❖ 主穴 印堂、上星、隐白、大白、曲池、合谷

方法 艾条温和灸，每穴 3～5 分钟。每日灸 1 次。亦可加用手拇、示指捏鼻翼双侧数分钟治疗，颈部用冷水敷贴。

附：艾叶药用

• 取艾若干，烧灰，水服之。

• 用艾叶煨汤，点童便服之。

• 艾叶若干，烧灰吹之；亦可用艾叶煎水服之。

• 艾叶、炮姜炭、灶心土适量，煎水顿服。

黄 疸

❖ 主穴 足三里、太冲、阴陵泉、肝俞、胆俞、脾俞、胃俞、日月、阳纲

配穴 呕恶配内关；便秘加天枢；便溏加关元；阴黄加章门。

方法 艾条灸，每穴 5～10 分钟，日 1 次；或艾炷灸，每穴 3～5 壮。此法主要用于黄疸属寒湿型。

❖ 主穴 肝俞、脾俞、至阳、足三里、大椎

方法 用麦粒灸或隔饼灸，日 1 次。

❖ 主穴 期门、章门、膻中、中脘、胆俞

方法 用麦粒灸或隔饼灸治疗。

水 肿

❖ 主穴 水分、水道、阴陵泉、照海

配穴 阴水虚证配肾俞、脾俞、气海、足三里、三阴交。

方法 艾条温和灸，每穴 5～10 分钟；或艾炷灸，每穴 5～8 壮。每日或隔日灸，10

次为1疗程。

❖ 主穴　三焦俞、膀胱俞、中极、水分、阴陵泉、肺俞、肾俞

　　方法　艾条温和灸，每穴灸10～15分钟；或艾炷隔姜灸，每穴3～5壮。每日灸1次，10次为1疗程。

消　渴

❖ 主穴　肺俞、脾俞、肾俞、足三里、三阴交

　　配穴　肾虚不足加太溪、复溜；肺虚加太渊；脾虚加关元、气海。

　　方法　艾条温和灸，每穴5～10分钟；或艾炷灸，每穴3～5壮。此法主要用于肾气不足证。

❖ 主穴　①足三里、中脘；②命门、身柱、脾俞；③气海、关元；④脊中、脊俞；⑤华盖、梁门；⑥大椎、肝俞；⑦行间、中极、腹哀；⑧肺俞、膈俞、肾俞

　　配穴　上消加内关、鱼际、少府；中消加大都、脾俞；下消加然谷、涌泉。

　　方法　每次选用1组穴位，轮换运用。用直径1.5cm、高2cm的艾炷隔姜灸治，每穴10～30壮，隔日1次，50天为1疗程。

遗　精

❖ 主穴　关元、大赫、志室、命门、三阴交、内关、次髎

　　配穴　肾气不固配肾俞、太溪、命门、关元、气海。

　　方法　每次选3～5穴，艾条温和灸，每穴5～10分钟；或艾炷灸，每穴3～5壮。每日灸。

❖ 主穴　心俞、肾俞、内关、神门、三阴交、中封

　　方法　艾条温和灸，每穴灸5～10分钟；或艾炷灸，每穴3～5壮。每日灸1次，10次为1疗程。

阳　痿

❖ 主穴　中极、关元、命门、肾俞、次髎、关元、太溪、百会

　　配穴　肾阳虚加腰阳关；气血虚加足三里；心脾虚加心俞、神门、三阴交、太溪。

　　方法　艾条温和灸，每穴5～10分钟；或艾炷灸，每穴5壮。

❖ 主穴　气海至曲骨、关元、中极、曲骨

　　方法　艾条温和灸，每穴5～10分钟；或艾炷灸，每穴5壮。

疝　气

❖ 主穴　归来、关元、大敦、三阴交、三角灸

　　配穴　中气不足加足三里、气海、百会。

方法　艾条温和灸，每穴 5～10 分钟；或艾炷灸，每穴 5～8 壮。

附：药物外用

• 川楝子 10g，茴香 15g。将二味药研细末，用烧酒调和，敷于肚脐下，外用纱布覆盖、用胶布固定。

中风

中风闭证

❖ **主穴**　人中、内关、劳宫、丰隆

方法　人中、内关毫针刺，用泻法，余穴艾条各灸 5 分钟。

中风脱证

❖ **主穴**　百会、关元、神阙、气海、足三里、人中

方法　人中浅刺，神阙隔盐灸，不计壮数，以醒为度，余穴艾炷灸 10～20 壮。上穴均可强身壮体以恢复元气，为治疗虚脱的主要用穴。用大艾炷隔盐灸法，连续灸之。

偏瘫

❖ **主穴**　肩髃、肩髎、曲池、手三里、合谷、外关、秩边、风市、伏兔、足三里、悬钟、解溪

方法　上、下肢每次各选 3～4 穴，艾条温和灸，每穴 5～10 分钟；或每穴艾炷灸 5～8 壮。

预防　常灸足三里、悬钟。并注意饮食起居，避免劳倦。

淋证

❖ **主穴**　中极、膀胱俞、三焦俞、阴陵泉、太溪

配穴　湿盛加曲泉；痛甚加太冲；肾虚加肾俞、足三里；气淋配太冲、行间；劳淋配气海；膏淋配气海俞。

方法　每次选 3～5 穴，艾条温和灸，每穴 5～10 分钟，日 1 次；或每穴艾炷灸 3～5 壮。此法主要用于气虚型淋证。

附：药食调理

• 车前草 1 把。以水煎药数沸，去渣取汁，饮服。1 日 3 次服之。

癃闭

❖ **主穴**　中极、关元、水道、脾俞、肾俞、三焦俞、三阴交、委阳、膀胱俞

配穴　湿浊上扰加尺泽、阴陵泉；脾虚气陷加脾俞、足三里；肾阳不足加命门、百会、关元；经气亏损加血海、足三里。

方法　艾条温和灸，每穴 3～5 分钟；或艾炷灸，每穴 3～5 壮。每日灸或隔日灸，

10 次为 1 疗程。

❖ 主穴　神阙

　　方法　隔盐灸。先用炒黄的食盐填平神阙穴，隔葱饼灸至温热入腹。亦可隔姜灸。可治产后癃闭证。

❖ 主穴　关元、中极、三阴交

　　方法　艾条温和灸，每穴 5～7 分钟，使局部皮肤红润。此可治产后癃闭证。

面　瘫

❖ 主穴　翳风、牵正、颊车、地仓、阳白、巨髎、下关

　　配穴　语言不利加廉泉；口歪加地仓、下关；正虚者加合谷、足三里。

　　方法　艾条温和灸，每穴 5～8 分钟，日 1 次，10～15 次为 1 疗程。坚持多疗程治疗。

❖ 主穴　地仓、颊车、四白、下关、太阳

　　配穴　合谷、太冲

　　方法　每次选 3～5 穴，先按揉患部，然后隔姜灸 4～6 壮，上下移动，反复灸至皮肤温润发红。每日 1 次，10 次为 1 疗程。

❖ 主穴　耳门、听宫、下关、颊车

　　方法　艾条温和灸，灸患侧各穴位，每日 2 次，每次 5 分钟，后用胶布固定面部，坚持灸治 2 周。

头　痛

❖ 主穴　百会、太阳、头维、上星、后顶、合谷、局部阿是穴

　　配穴　寒胜加关元；血瘀加膈俞；正虚不足加气海、足三里。

　　方法　艾条温和灸，每穴 3～5 分钟，每日灸疗 1 次。

❖ 主穴　攒竹、头维、风池、阿是穴

　　方法　药线点灸。用较重手法点灸以上各穴。每日 1 次，7 次为 1 疗程。此治偏头痛。

胸　痹

❖ 主穴　心俞、至阳、厥阴俞、膈俞、膻中、巨阙、内关、三阴交、郄门

　　配穴　痰浊加丰隆；血瘀加膈俞；心阳不振加气海；疼痛不止加郄门。

　　方法　每次选 3～5 穴，艾条温和灸，每穴 5 分钟；或艾炷灸，每穴 3～5 壮。每日灸 1 次。

❖ 主穴　膻中、心俞、膈俞

　　方法　将艾条点燃，在距离穴位 1 寸处固定不动，灸至皮肤红润有热感，每穴灸 15 分钟左右，每日 1 次，6 次为 1 疗程。

❖ 主穴　双侧内关、膻中、双侧心俞

　　方法　艾条悬灸。先灸一侧内关穴，使患者局部有温热感，再以同样的方法依次灸

膻中、心俞。每日灸1次，6次为1疗程。

胁　痛

❖ **主穴**　期门、日月、支沟、肝俞、胆俞、太冲、足临泣、阳陵泉

　配穴　气滞配膻中、内关；血瘀配膈俞、三阴交。

　方法　每次选穴3～5个，艾条温和灸，每穴10分钟；或每穴艾炷灸3～5壮。每日灸1次，10次为1疗程。

❖ **主穴**　肝俞、肾俞、行间、足三里、三阴交

　配穴　肝经失养加膈俞、血海。

　方法　艾条温和灸，每穴灸10～15分钟；或艾炷温和灸，每穴3～5壮。每日灸1次，10次为1疗程。

胃　痛

❖ **主穴**　中脘、神阙、关元、足三里、内关

　配穴　食滞加下脘、章门、内庭；脾胃虚寒加脾俞、胃俞；便溏加天枢；血瘀胃络加膈俞。

　方法　每次选4～5穴，艾条温和灸，每穴5～10分钟；或艾炷灸，每穴5壮。每日灸1次，10次为1疗程。

❖ **主穴**　中脘、内关、足三里

　方法　艾条温和灸，每穴灸10～15分钟；或艾炷灸，每穴3～5壮。每日灸1～2次，常灸之。

　附：艾叶药用

• 白艾末，沸汤服二钱。

腹　痛

❖ **主穴**　中脘、神阙、天枢、足三里、脾俞、胃俞

　配穴　腹胀加公孙；胸闷加膻中；腹泻加上巨虚。

　方法　每次3～5穴，艾条温和灸，每穴5～10分钟；或艾炷灸，每穴5壮，每日灸。

　附：艾叶药用

• 艾叶适量，以水煎煮，取液顿服之。

• 艾叶为末，汤下。

• 艾叶适量，用醋炒热，敷神阙穴及阿是穴，外用暖水袋温熨。

腰　痛

❖ **主穴**　肾俞、志室、腰阳关、委中

配穴　湿胜加阴陵泉；劳损加局部阿是穴；肾阳虚加命门。

方法　艾条温和灸，每穴 5～10 分钟；或艾炷灸，每穴 5～10 壮，重灸局部。

❖ 主穴　肾俞、腰俞、命门、阿是穴

方法　隔姜灸，每穴 5～10 分钟，每日灸 1～2 次。

❖ 主穴　双肾俞、命门、阿是穴

方法　隔药饼灸。用活血化瘀中药碾成极细粉末，灸时以 75% 乙醇调和成药饼用之。

附：艾叶药用

• 艾叶 15g，水煎煮，先熏蒸后泡洗。

痹　证

❖ 主穴　以疼痛关节附近穴位为主，适当配以远道穴。

肩部：肩髃、肩髎、肩贞、肩前

肘部：曲池、肘髎、手三里、少海

腕部：阳溪、阳池、腕骨、外关

髀部：环跳、居髎、髀关

膝部：犊鼻、鹤顶、足三里、阳陵泉

踝部：申脉、昆仑、丘墟、太溪、照海、商丘

配穴　痛痹加关元、大椎、气海；着痹、行痹加阴陵泉、三阴交。

方法　艾条温和灸或隔姜灸，每穴 5～10 分钟；或艾炷灸，每穴 5～10 壮。常灸。

❖ 主穴　大椎、命门、病痛关节处、压痛点

方法　用熏灸器固定后长时间灸大椎穴，每日 2 小时左右，待灸感传至命门后熏灸命门穴，再等灸感抵达病痛关节处灸该处和压痛点，如有不适感再找痛点灸，来回熏灸。

附：艾叶药用

• 将艾叶切碎，用米醋拌炒，装入布袋内，趁热敷于患处。

痿　证

❖ 主穴　肩髃、肩髎、曲池、合谷、阳溪、解溪、髀关、梁丘、足三里、悬钟

配穴　肝肾不足加肝俞、肾俞。

方法　每次选 4～5 穴，艾条温和灸，每穴 5～10 分钟；或艾炷灸，每穴 5～10 壮。此法主要用于后遗症期。

❖ 主穴　命门、肾俞、关元俞、阳关

方法　艾条温和灸，每穴 15～20 分钟。每日灸 2～3 次。常灸疗。

❖ 主穴　足三里、脾俞、肾俞、肌肉萎缩肢体相关部位

方法　艾条温和灸，每次局部取 3～4 穴，每穴 5～10 分钟。前 3 日每日灸，后隔日灸，1 月为 1 疗程。休息数日再继续灸治。此用于恢复期和后遗症期。

疟　疾

❖ **主穴**　陶道、大椎、间使、后溪、液门

　　配穴　久疟者加章门、痞根。

　　方法　疟疾发作前1～2小时，用艾条灸各穴，每穴5～10分钟；或艾炷灸，每穴5～10壮，连灸3日。此法主要用于发作时寒多热少证。

　　附：艾叶药用

- 陈艾切碎，开水泡成400ml，在疟疾发作前，饮服200ml，隔2小时后再服200ml。
- 艾叶适量，加水煎煮，滤渣取液饮服，每日2次或疟疾发作前服用，连服2～5日。

坐骨神经痛

❖ **主穴**　腰夹脊、肾俞、秩边、环跳、殷门、委中、承山、阳陵泉、昆仑

　　方法　以腰臀部穴位为主，每次选3～5穴，艾条灸每穴5～10分钟；或艾炷灸每穴5～10壮。

❖ **主穴**　肾俞、委中、承山

　　方法　先毫针刺激穴位15～20分钟，后在针眼处用鲜姜片行艾炷灸7～10壮。

　　附：艾叶药用

- 用水煎煮艾叶若干，取药液熏蒸泡洗。

三叉神经痛

❖ **主穴**　选择邻近部位穴位为主：翳风、听宫、听会、下关、颊车、夹承浆、颧髎、地仓、四白

　　配穴　风寒甚者加风池、风门、关元。

　　方法　艾条温和灸，每穴3～5分钟。每日灸1次，10次为1疗程。此法多用于风寒证。

❖ **主穴**　三间、合谷、头临泣

　　配穴　第一支配上关、太阳、阳白、攒竹；第二支配瞳子髎、四白、下关、颧髎；第三支配颊车、大迎、悬厘。

　　方法　先用毫针刺所选穴位，留针10分钟后，重用灸法灸治25～30分钟，每日1次，10次为1疗程。

肩　凝

❖ **主穴**　肩髎、肩髃、肩贞、臂臑

　　配穴　风胜加外关、风池；寒胜加合谷。

　　方法　艾条灸，每穴5～10分钟；或艾炷灸，每穴5～10壮。

❖ 主穴　肩贞、肩髃、臂臑、臑会、肩井

　　方法　将艾绒与中药粉装在温灸器内点燃，在穴位上施灸，每次 30 分钟。

❖ 主穴　肩髃、天宗、肩井、巨骨、肩贞

　　方法　斑蝥大蒜发泡灸。斑蝥研末，取粉 0.01～0.02g，用大蒜汁调合成饼，放置穴位上，用胶布盖贴。

骨　痹

❖ 主穴　风池、颈夹脊穴

　　方法　采用多功能温灸器，调至 50～60℃，放置在风池、颈夹脊穴上，灸 20～30 分钟，后用推拿手法整复椎体，使之纠正棘突。

　　主穴　华佗夹脊、肩髃、天宗、曲池

　　方法　先用毫针短刺双侧相应颈椎"华佗夹脊"穴，得气后在针尾处裹缠橄榄大小的艾绒，点火燃烧，使之温针治疗；或以艾条温和灸，灸相关穴位 15～20 分钟。

月经不调

❖ 主穴　三阴交、归来、血海

　　配穴　经迟配气海、足三里；经乱配关元、交信。

　　方法　艾条温和灸，每穴 5～10 分钟；或艾炷灸，每穴 5～10 壮。每日灸 1 次，10 次为 1 疗程。

　　附：艾叶药用

• 艾叶、香附适量，以水煎服。

• 艾叶配以当归、香附，以水煎服之。

• 艾叶、当归、熟地适量，煎水服之。

痛　经

❖ 主穴　地机、归来、中极、关元、气海、脾俞、肾俞

　　配穴　寒凝加次髎；血瘀加三阴交；肝郁加太冲；气血虚加百会、足三里。

　　方法　艾条灸，每穴 5～10 分钟；或艾炷灸，每穴 5～10 壮。每日灸 1 次，10 次为 1 疗程。

❖ 主穴　中极

　　方法　发泡灸。取中极穴，隔附片灸，灸至皮肤红晕直径达 5cm 以上、中央微泛白时停用，用消毒敷料、用胶布固定。

　　附：艾叶药用

• 蕲艾 15g，煮鸡蛋两个，食蛋喝汤。

• 艾叶、阿胶，艾叶煎煮，阿胶烊化，冲服。

经　闭

❖ 主穴　中极、三阴交、合谷、气海、血海、归来、次髎

配穴　血枯加肝俞、脾俞、肾俞、足三里；气滞加太冲；血瘀加关元。

方法　艾条灸，每穴 5～10 分钟；或艾炷灸，每穴 5～10 壮。每日或隔日灸，10 次为 1 疗程。

❖ 主穴　肝俞、脾俞、肾俞、关元、气海、足三里

方法　艾条温和灸，每穴 5～10 分钟或 10～15 分钟；或艾炷隔姜灸，每穴 5～10 壮。每日灸之，10 次为 1 疗程。

崩　漏

❖ 主穴　关元、三阴交、隐白

配穴　血瘀加血海、合谷；脾气虚加血海、脾俞。

方法　每次选 3～5 穴，艾条灸，每穴 5～10 分钟；或艾炷灸，每穴 3～5 壮。

附：艾叶药用

• 用艾叶一把煎水，取液，趁热熏洗下身。

• 艾叶适量，煎煮，取液，阿胶烊化，以液冲服。

• 艾叶、当归、香附适量，煎服之。

• 艾叶、当归、熟地，以水煎服。

白带过多

❖ 主穴　带脉、百会、气海、三阴交、肾俞、五枢

配穴　寒湿加关元、足三里；脾虚加脾俞、中脘。

方法　艾条灸，每穴 5～10 分钟或 10～15 分钟；或艾炷灸，每穴 3～5 壮。每日灸 1 次。

❖ 主穴　带脉、气海、三阴交、行间、阴陵泉

方法　艾条灸，每穴 5～10 分钟；或艾炷灸，每穴 3～5 壮。每日灸 1 次，10 次为 1 疗程。

附：艾叶药用

• 热盐炒艾，熨脐部。

• 艾叶、香附适量，煎水服用。

妊娠恶阻

❖ 主穴　膻中、中脘、上脘、内关、足三里、太冲

配穴　痰多加丰隆；脾胃虚寒加脾俞、胃俞、关元。

方法　艾条灸，每穴 5～10 分钟；或艾炷灸，每穴 3～5 壮。

❖ 主穴　中脘、足三里、阴陵泉、丰隆、公孙

配穴　呕吐甚者加内关；胸闷者加膻中。

方法　艾条温和灸，每穴 5～10 分钟；或艾炷灸，每穴 3～5 壮。每日灸 1～2 次。

胎位不正

❖ 主穴　至阴

方法　让孕妇解松裤带，舒适地仰靠在床上，以艾条灸双侧至阴穴，每穴 15～20 分钟，至局部潮红、孕妇能明显感到胎动，每日 1～2 次，经常配合妇检，胎位转正后，停止灸治。

本法以妊娠七个月者为好。

❖ 主穴　三阴交

方法　艾炷灸，两侧同时施灸，以皮肤潮红为度。每日灸 1 次，每次 10～15 分钟。

滞　产

❖ 主穴　合谷、三阴交、至阴、次髎、足三里

方法　艾条持续灸各穴，至宫缩增强；或艾炷灸以上各穴，每穴 3～5 壮，尤以至阴为主。

❖ 主穴　合谷、三阴交、至阳、独阴

方法　先针刺上穴 3～5 分钟或手指点压按揉穴位 3～5 分钟，后加艾条温和灸，每穴 10～15 分钟或 15～20 分钟。日灸数次，至胎儿产下。

胞衣不下

❖ 主穴　关元、合谷、三阴交、神阙

配穴　气虚加膻中、气海；血瘀加血海、足三里。

方法　艾条灸以上各穴，每穴每次 100 分钟；或艾炷灸，每穴 5～10 壮，神阙隔盐灸。

❖ 主穴　合谷、三阴交、气海、足三里

方法　先针刺或手指点按各穴 5 分钟，加艾条温和灸 10～15 分钟或 15～20 分钟。日行数次，至胞衣下。

乳　痈

❖ 主穴　足临泣、膺窗、肩井、足三里、乳根、期门、内关

配穴　乳胀加膻中、少泽。

方法　艾条灸，每穴 5～10 分钟；或艾炷灸，每穴 5～10 壮。初起时，用葱白或大蒜捣烂为泥，敷于患处，然后用艾条灸 10～20 分钟，日 1～2 次。

❖ 主穴　膻中、天宗

方法　先隔蒜灸膻中穴 5～10 分钟，再用右手拇指指尖作分筋样推压拨动患侧天宗穴。每日 2 次。

乳 缺

❖ 主穴　少泽、膻中、乳根

配穴　虚证配脾俞、足三里、关元；实证配太冲、期门、内关。

方法　艾条温和灸，每穴灸 5～10 分钟，每日灸 1 次，10 次为 1 疗程；或隔姜灸，每穴 3～5 壮，每日灸 1 次，10 次为 1 疗程。

附：药食调理

• 猪蹄 1 对，穿山甲 20g。先用香油炒穿山甲，后将二味置砂锅中煮烂，去掉穿山甲，加葱调和食之。

产后恶露不尽

❖ 主穴　气海、三阴交、隐白

配穴　气虚加关元；血瘀加血海、归来。

方法　艾条灸以上各穴，每穴每次 10～15 分钟；或艾炷灸，每穴 5～8 壮。

❖ 主穴　中极、地机、间使、太冲

方法　针刺各穴 5～10 分钟，取针后加艾条灸，每穴 10～15 分钟；或艾炷灸，每穴 5～8 壮。

产后腹痛

❖ 主穴　气海、关元、归来、三阴交

配穴　血虚加脾俞、胃俞、足三里；血瘀加血海、地机；气滞加期门、太冲。

方法　艾条灸以上各穴，每穴 10～15 分钟；或艾炷灸，每穴 5～10 壮，以腹部穴位为主。

❖ 主穴　气海、关元、八髎、三阴交

配穴　血虚寒凝加血海、膈俞、足三里。

方法　艾条温和灸，每穴 10～15 分钟；或艾炷灸，每穴 3～5 壮。亦或先针刺后加灸法。

附：艾叶药用

• 陈蕲艾若干，熔干，捣烂敷脐上，熨之。

产后血晕

❖ 主穴　百会、神阙、关元、足三里、隐白

配穴　血气虚脱加气海、足三里；小腹胀痛加归来、地机；胸闷、心悸加内关、神门。

方法　以上各穴，大艾炷灸，灸至神清。

附：药物外用

• 生半夏30g。将药研为细末，用冷水调和，做成黄豆大小的药丸。每用时，取药丸1粒，塞入产妇鼻孔中。

不孕症

❖ 主穴　①大赫、曲骨、三阴交、关元、中极；②八髎、肾俞、命门

方法　两组穴隔日交替使用。先针刺大赫、曲骨、三阴交、八髎、骨俞等穴，针用补法，后用艾条温和灸中极、关元、肾俞、命门等穴，每穴灸3壮，15次为1疗程。此用于男性不育症。

❖ 主穴　中极、关元

方法　取中极穴，用小艾炷隔附片灸，灸至皮肤红晕直径达5cm、中央微泛白透明时停止使用，覆以消毒敷料、用胶布固定，数小时后灸处即起水泡，后水疱可自行吸收。如不明显者，再加关元穴，按前法施行1次。10次发疱为1疗程。此曾用于女性不孕症。

小儿惊风

❖ 主穴　神阙、太冲、涌泉、合谷、印堂

配穴　瘦弱者加足三里、中脘、关元；慢惊风加脾俞、胃俞、肝俞、肾俞。

方法　每次选3～5穴，艾条灸，每穴5～10分钟。

附：药食调理

牛胆1只，南腥50g。冬日，将南星研成极细末，填入牛胆内，用线扎紧，吊屋檐下风干，取出药末入瓶中储封。用药时，取3g，以温开水灌服；同时用手指甲按压人中穴，至醒为度。此用于小儿急惊风。

小儿泄泻

❖ 主穴　上巨墟　天枢　神阙　中脘　足三里　四缝

配穴　外感寒邪加合谷；呕吐加内关；脾虚加关元，气海。

方法　先点刺四缝穴使出黄色黏液，后每穴每次艾条灸10～15分钟。

❖ 主穴　背部12胸椎

方法　用艾条端置于背部12胸椎正中，距皮肤2厘米左右，均匀地朝上下方向反复移动，至皮肤红润为度。

❖ 主穴　双侧肾俞

配穴　发热加身柱；泄泻日久加神阙

方法　热熨灸或雀啄灸双侧肾俞穴，至皮肤潮红为度。如伴发热者先灸身柱，边灸

边吹；日久泄泻加灸神阙穴。

小儿积滞

❖ **主穴** 大椎、脾俞、胃俞、大肠俞、中脘、足三里、脊柱两旁阿是穴

配穴 腹胀便溏加天枢；夜卧不宁加间使

方法 每次选 3～5 穴，艾条温和灸，每穴灸 10～15 分钟。每日灸 1 次，5 次为 1 疗程。

附：艾叶药用

• 艾叶若干，将其叶柄筋抽掉，揉成绒状，做成小指大的艾绒团，1 次吞服 3～5 个。

小儿疳证

❖ **主穴** 中脘、天枢、神阙、足三里、四缝

配穴 腹胀加公孙；虫积加百虫窝。

方法 先以针点刺四缝，使出黄黏液，然后以艾条灸以上各穴，每穴 10～15 分钟。

❖ **主穴** 天枢、中脘、足三里、巨阙、百虫窝、公孙、四缝

方法 每次选穴 3～5 个，以艾条来回灸，每穴 10～15 分钟；或艾炷隔蒜灸，每穴 3～5 壮。每日灸之。

附：艾叶药用

• 艾叶一两，水一升，煮取四合，分三服。

• 艾叶、酒、胡椒末各适量，将艾叶捣烂，加酒、胡椒末调成糊状，敷于脐部。

小儿顿咳

❖ **主穴** 四缝、内关、鱼际、尺泽

配穴 痰多加丰隆；久咳加肺俞、风门、膏肓；体虚加足三里。

方法 先点刺四缝使出黄黏液，后以艾条灸各穴，每穴 10 分钟。

附：药食调理

红萝卜 100g，红枣 20g，冰糖 24g。将萝卜洗净，连皮切碎，与红枣共煮至烂，加入冰糖调匀，随意服用。每日 1 剂，连服 10 余剂。

小儿疝气

❖ **主穴** 百会、归来、三阴交、大敦、太冲

配穴 中气不足加气海、足三里、关元。

方法 艾条灸，每穴 10～15 分钟；或用艾炷灸，每穴 5～10 壮。每日灸 1 次，5 次为 1 疗程。

附：药物外用

• 硫黄 20g，艾叶 30g，香附子 15g。将三味药共研粗末，备用。用药时，将药末入锅内炒热，

入白酒适量，拌匀炒热，用布包好，趁热熨肿痛处。每日早、晚各 1 次。

小儿夜啼

❖ 主穴　百会、神庭、脾俞、胃俞、肝俞、心俞、足三里
　　方法　每次选 3～4 穴，艾条灸，每穴 10～15 分钟。
❖ 主穴　身柱、百会、中冲
　　配穴　不能安睡者加中脘、足三里。
　　方法　艾条温和灸，每穴灸 10～15 分钟。每日灸 1～2 次。

小儿尿床

❖ 主穴　关元、三阴交
　　配穴　肾气不足加肾俞、气海；膀胱失约加膀胱俞、次髎；阳气不振加百会。
　　方法　艾条灸，每穴 10～15 分钟；或艾炷灸，每穴 5～10 壮。
❖ 主穴　肾俞、膀胱俞、三阴交
　　配穴　合谷、足三里
　　方法　先在第 2 腰椎旁拔罐 15 分钟，后在主穴上温和灸，灸至皮肤潮红。
❖ 主穴　三阴交、关元、百会、神门
　　方法　采用无斑痕灸，每次 3 壮。
❖ 主穴　列缺
　　方法　隔姜灸，30 分钟。

小儿痄腮

❖ 主穴　翳风、颊车、合谷、风池、外关
　　配穴　睾丸肿大配太冲、曲泉。
　　方法　艾条灸，每穴 3～5 分钟。
❖ 主穴　角孙、耳根
　　方法　将艾条用皮纸卷成直径 0.3cm 的实心圆形纸条后，蘸香油点灸角孙穴，隔日以同法在耳根穴（耳垂末与下颌皮肤接合处）点灸。
❖ 主穴　耳尖、角孙
　　方法　灯芯点灸。以灯芯蘸取香油，点燃后对准患侧耳尖穴或角孙穴迅速点灸，并快速离开，以听到清脆"喳"的爆响声为成功标志，点灸后局部小水泡无需处理，数日后可结痂自愈。

小儿鹅口疮、口疮

❖ 主穴　合谷、地仓、足三里、三阴交

方法　艾条灸，每穴 5~10 分钟。此法用于热少证。

附：药物外用

• 吴茱萸适量。将药研为极细末，备用。用药时，取药末少许，以醋调和成糊状，敷在两足心上。

• 槟榔 10g。将药烧灰研细末，取适量点在患处疮面上。

小儿虫病

❖ 主穴　天枢、上巨虚、百虫窝、阳陵泉、中脘

配穴　腹部绞痛者加鸠尾；右胁钻痛者加胆俞。

方法　艾条灸以上各穴，每穴 10~15 分钟。每日灸 1~2 次。

附：艾叶药用

• 生艾若干，捣烂取汁，五更或睡前饮之。

药食调理

• 槟榔 30g，广木香 6g。以水煎药数沸，去渣取汁，温服。1 日 3 次服用。

• 丹毒：主穴　　脾、内分泌、神门、肾上腺

　　　　方法　用 5 分毫针在相应部位或耳尖放血，再用王不留行药籽贴压各穴，每穴按揉 2~3 次，2~3 日取下。

疔　疮

❖ 主穴　合谷、曲池、手三里、委中

配穴　肩井、足临泣

方法　疔生于面上及口角灸合谷；生于手上灸曲池；生于背上灸肩井，并随症配以其他穴。又以大蒜捣烂成膏，涂疮四周，留疮顶，以艾炷灸之。

附：药物外用

• 紫背浮萍 15g。将药加红糖 10g 捣烂，外涂于疔疮四周，中留一小孔使出气。每日涂之。

风　疹

❖ 主穴　曲池、血海、合谷、三阴交

配穴　血虚者加脾俞、膈俞；呕恶者加内关；腹痛、腹泻者加天枢、足三里。

方法　艾条灸，每穴 10 分钟；或艾炷灸，每穴 5~10 壮。

❖ 主穴　合谷、阳池、行间、解溪

方法　隔姜灸。选用米粒大小的艾炷，每穴灸 3 壮，每日 1~2 次。

❖ 主穴　中脘、肩髃

方法　以绿豆大小的艾炷在中脘、肩髃穴上各灸 3 壮，隔日灸疗 1 次。

附：艾叶药用

• 用水煎煮艾叶若干，后取煎液外洗。

湿　疹

❖ 主穴　大椎、曲池、血海、三阴交
　　配穴　血虚加足三里；湿重加阴陵泉。
　　方法　艾条灸，每穴 5～10 分钟；或艾炷灸，每穴 3～5 壮。又以艾条灸患处，至皮肤出现红晕为度，同时灸曲池 21 壮。
　　附：艾叶药用
　　• 用艾叶若干，以水煎煮后，洗患处。
　　• 艾叶配雄黄、硫黄适量，制成艾卷外用，灸患处，或煎水外洗。

牛皮癣

❖ 主穴　血海、曲池、三阴交
　　方法　每穴艾条灸 5～10 分钟；或艾条灸患处，每次 30 分钟，每日 1 次。
❖ 主穴　身柱、陶道
　　方法　艾条温和灸，每穴灸 15～30 分钟。每日灸 1 次，10 次为 1 疗程。
　　附：药物外用
　　• 砒霜 50g，枯矾 25g，斑蝥 25g。将三味药浸入适量白醋中，7 日后用药酒涂擦患处。

蛇串疮

❖ 主穴　肝俞、曲池、大椎、华佗夹脊
　　方法　艾条灸，每穴 5～10 分钟，华佗夹脊穴灸 10～15 分钟；或艾炷灸，每穴 3～5 壮。
❖ 主穴　期门、曲泉、足窍阴、中诸、华佗夹脊
　　配穴　肝郁、口苦加支沟、阳陵泉。
　　方法　艾条灸，每穴 5～10 分钟，华佗夹脊穴灸 10～15 分钟；亦或艾炷灸，每穴 3～5 壮。

肠　痈

❖ 主穴　阑尾穴、天枢、曲池、合谷
　　配穴　恶心加内关；腹胀加中脘。
　　方法　艾条灸，每穴 5～10 分钟；或艾炷灸，每穴 3～5 壮。
❖ 主穴　气海、天枢、上巨虚、足三里
　　配穴　呕恶者加内关；便脓血者加肘尖。
　　方法　艾条温和灸，每穴 5～10 分钟。每日灸 1 次。

痔 疮

❖ 主穴　次髎、承山、大肠俞、二白

　　配穴　湿重加阴陵泉；出血多加膈俞。

　　方法　艾条灸，每穴 5~10 分钟；或艾炷灸，每穴 3~5 壮。

　　附：艾叶药用

● 取艾蒿全株（干品约 50g），剪成数段加水并加少许盐煎煮，将患处先熏 5 分钟，再洗 5 分钟，再泡 5 分钟。

　　主穴　肛门

　　方法　艾蝎熏灸法治疗。将艾绒 30g 置于直径约 7cm 的瓦片上，全蝎 1~2 条尾向上埋入艾绒中，再将瓦片置于干净的痰盂中，点燃艾绒，熏灸患者肛门部位，待艾绒燃尽余烟散完为 1 次。1 日 1 次，3 次为 1 疗程。此治外痔及混合痔。

扭 伤

❖ 主穴

　　肩部：肩髃、肩髎、肩贞、阿是穴

　　肘部：手三里、曲池、天井

　　腕部：阳池、阳溪、外关

　　腰部：肾俞、大肠俞、腰阳关

　　髋部：秩边、环跳、居髎

　　膝部：阳陵泉、足三里、膝眼

　　外踝：昆仑、申脉、丘墟

　　内踝：太溪、照海、商丘

　　方法　艾条灸，每穴 10~15 分钟；或艾炷灸，每穴 3~5 壮。此法主要用于日久不愈者。

落 枕

❖ 主穴　天柱、肩外俞、悬钟、后溪

　　配穴　背痛加养老；头痛恶寒加风池。

　　方法　艾条灸，每穴 10~15 分钟；或艾炷灸，每穴 3~5 壮。

❖ 主穴　大椎、天宗、后溪、落枕穴

　　配穴　头痛者加风池；肩背痛者加肩井、肩外俞、肩髎、养老。

　　方法　艾灸温和灸，每穴 10~15 分钟。每日灸 1~2 次。

耳鸣、耳聋

❖ 主穴　听宫、翳风、听会、侠溪、中渚

配穴　肾虚者加太溪、肾俞、命门；口苦咽干者加行间、外关；胁肋痛者加阳陵泉、丘墟。

方法　每次选穴 4～6 个，艾条温和灸，每穴 5～10 分钟；或艾炷灸，每穴 3～5 分钟，面部穴位均用间接灸。此法多用于虚证。

附：药物外用

• 菖蒲、附子各等份。将菖蒲切碎、附子炮灸，二味药研为细末，备用。每用时，取药末 1g，用绵包裹，塞于耳中。

聤　耳

❖ 主穴　翳风、听宫、下关

　　配穴　肾虚者加肾俞、太溪；起病急者加中渚、合谷。

　　方法　艾条温和灸，每穴 5～10 分钟。每日灸 1 次，10 次为 1 疗程。

❖ 主穴　三阳交、下关、中渚。

　　方法　艾条灸，每穴灸 5～10 分钟。每日灸 1 次，10 次为 1 疗程。

　　附：药物外用

• 紫草根 1g，梅片少许，人乳适量。将三味盛于一容器中，封口，置锅上蒸，取出备用。每用时，取药液适量，滴入患耳中。

夜　盲

❖ 主穴　肝俞、肾俞、脾俞、胃俞、太冲、光明

　　方法　艾条灸，每穴 10～15 分钟；或艾炷灸，5～10 壮。每日灸或隔日灸，10 次为 1 疗程。

　　附：药物外用

• 地肤苗、生苍术各 30g，活麻雀数只。先将前二味药放入陶土罐中，加清水 500ml 煎煮，沸后取汁，倒进盆内，趁热熏洗患部；再取麻雀 1 只，用针刺其头部，使之出血，旋即用滴管吸取血液适量，滴入患眼少许，闭目片刻。每日 1 次，至病愈为止。

针　眼

❖ 主穴　阴陵泉、内庭、合谷、太冲、肝俞

　　方法　用艾条灸以上各穴，每穴 3～5 分钟。此法用于日久不愈者。

❖ 主穴　耳垂眼

　　方法　每日上、下午各灸 1 次，一般 1～2 次即可。

❖ 主穴　二间

　　方法　取双侧二间穴，以米粒大小的艾炷各灸 3～5 壮，灸时待使每炷艾火自然熄灭，不必用手按灭。

❖ 主穴　印堂近两眼正中

方法　患者仰卧，将半圆核桃壳置放在印堂穴近两眼正中处，后用将艾炷置于壳上点燃，灸3～5壮。

眼睑下垂

❖ 主穴　阳白、头临泣、合谷、足三里、三阴交、脾俞、胃俞

方法　选以上穴位，每次3～4个，艾条灸，每穴10～15分钟；或艾炷灸，每穴3～5壮。面部穴位用间接灸法。

附：药物外用

• 五倍子适量。将五倍子研末过筛，用蜂蜜适量涂敷患处。每日数次用之。

近　视

❖ 主穴　阳白、攒竹、丝竹空、翳风、光明

配穴　脾胃虚加足三里，合谷；肝肾虚加肝俞、肾俞。

方法　攒竹、丝竹空用指按压，其余穴位用艾条灸，每穴5～10分钟。

附：药物外用

• 沉香、白檀香、木香、苏合香各30g，蔓荆子、防风各60g，余甘子（庵摩勒）15g，川朴硝45g，甘粉、零陵香、丁香、白茅香、犀角屑、龙脑（细研）各0.3g，空青1g（研），石膏（捣研）、生铁各90g，莲子草（鳢肠旱莲草）汁1000g，生麻油1000g。除莲子草汁、生麻油外，余药细研制粉，用新绵包裹，入不津铁器中，用生麻油、莲子草汁浸泡之。经7日后，涂头顶上。每日用之。

鼻　渊

❖ 主穴　列缺、合谷、迎香、印堂

方法　艾条灸，每穴3～5分钟。每日灸1次，10次为1疗程。

附：药物外用

• 香附10g，荜茇10g，独头大蒜1粒。将三味药共捣烂如泥，做成饼状，贴在囟门上，外用纱布固定。

鼻　衄

❖ 主穴　足三里、三阴交、合谷、曲池

方法　艾条温和灸。取上穴灸治，每次选2～3穴，灸30～40分钟。每日1次，10次为1疗程。

❖ 主穴　①迎香、印堂、上星、合谷；②迎香、风池、合谷

配穴　肺虚加肺俞、风门；脾虚加脾俞；肾虚加肾俞。

方法　两组穴位交替使用。针刺，得气后通上电治疗仪30分钟，后用艾炷灸，每次灸5小壮，每日灸1次。

附：艾叶药用

- 艾叶油制丸，服用，每次2粒，每日2～3次，持续服之。
- 艾叶油、辛夷油各1ml，制成乳剂，加水稀释成100ml，滴鼻治疗。

喉 蛾

❖ **主穴** 角孙、翳风

方法 火柴棒灸法。取患侧角孙、翳风两穴，用火柴1根划燃后，对准穴位迅速点灸，手法要快，刹时拿开火柴，听到火柴触及皮肤时的爆响声即止，灸后有米粒状瘢痕，一般不需要处理。亦可加用刺络放血法，效果更佳。常毫针浅刺或点刺耳尖、扁桃穴、耳背、少商及商阳穴。

附：药物外用

- 独头蒜适量。将蒜捣烂如泥，以绵纱布包于虎口处，起泡后，去其水自愈。

鸡 眼

❖ **主穴** 相应部位

方法 热水浸泡患处，待角质层软化后用刀将其削薄，把新鲜生姜切成2～3mm的薄片，放在鸡眼上，将做好的艾炷置于姜片上，点燃艾炷，将其燃尽，重换一炷，每次5～7壮，日灸1次，一般灸3～5次。

附：药物外用

- 蜈蚣10g，生天南星10g。将药共研为细末，备用。用药时，取药末适量，敷撒于患处，外用普通膏药固定，7日后连根拔出。

冻 伤

❖ **主穴** 相应部位、大椎、外关、三阴交

方法 艾条灸相应部位10～15分钟，然后灸其他各穴，每穴5～10分钟；或艾炷灸5～10壮。

❖ **主穴** 局部阿是穴、膈俞、气海、血海

配穴 腰膝酸软者加肾俞、腰阳关；脾虚乏力者加脾俞、胃俞、足三里。

方法 艾灸温和灸，每穴灸15～30分钟。每日灸1～2次，10次为1疗程。

扁平疣

❖ **主穴** 疣体局部、养老、外关、丘墟。

方法 艾炷灸，每穴3～5壮，每日1次；或艾条灸，每穴10～20分钟。疣体局部用鸦胆子捣烂后贴敷其上，艾炷灸3～5壮，每日1～2次，至脱落为止。

❖ **主穴** 中渚、丘墟、血海、曲池、鱼际、阿是穴

配穴　血瘀气滞者加侠溪、行间。

方法　艾条灸，每穴 10～15 分钟或 15～20 分钟；或艾炷隔蒜灸，每穴 3～5 壮。每日灸之。

狐　臭

❖　主穴　腋下大汗腺部位

方法　先剃去腋毛，用水调和优质淀粉成糊状，敷于腋下，6～7 日后，腋下淀粉表面出现针尖大小黑点，此即是大汗腺所在部位，于此部位上放置米粒大小的艾炷（即黑点处），直接施行灸疗。每次灸 3～4 壮，每周 1 次。

附：药物外用

• 独头蒜汁、生姜汁各适量。将二味药汁混合调匀，涂于腋下部位。

脱发（斑秃）

❖　主穴　脱发相应部位阿是穴、风池、头维

配穴　肝肾不足加肝俞、肾俞；瘀血阻滞加膈俞、足三里。

方法　先用生姜切片蘸醋涂擦脱发部位（阿是穴），至皮肤发红，后用艾条温和灸相应部位阿是穴，每次 10～15 分钟，余穴各灸 3～5 分钟，日 1 次，10 次为 1 疗程。长期施灸疗。亦可用艾炷隔姜灸治。

❖　主穴　脱发部位

方法　先用梅花针在皮损区叩打 3 遍，并外涂维生素 B12 500mg 后，再用艾条温和灸，灸至药液干后，重复进行，直至维生素 B12（1～2 支）涂完为止。隔日 1 次。

❖　主穴　肾俞、三阴交、脱发部位

方法　艾条温和灸，灸肾俞穴 10 分钟，三阴交先针刺后加灸疗，脱发部位用鲜生姜片涂擦至皮肤发热，后用梅花针轻轻叩打，以局部潮红充血为度，接着用艾条温和灸灸患部 5 分钟。每日 1 次，10 次为 1 疗程。

肥胖（单纯性肥胖证）

❖　主穴　阳池、三焦俞

配穴　地机、命门、三阳交、大椎

方法　每次选 2～3 穴，隔姜灸 5～6 壮。每日 1 次，1 月为 1 疗程。此用于单纯性肥胖证。

注意：灸疗的同时，应少食高脂类、高糖类食物，而多食蔬菜、水果、杂粮，坚持锻炼，加强运动。

附：药食调理

• 海带 10g，草决明 15g。用水煎二味药食，去渣，吃海带喝药汤。常服之。

第三部分　人体十四经脉循行及腧穴

　　各经腧穴治疗本经的经络病和经属脏腑器官的疾病。如肺经腧穴，能治喉、胸、肺的疾病；大肠经腧穴，能治头、面、口、眼、喉和发热、咳喘病；胃经腧穴，能治头、面、鼻、咽、齿、胃、肠和发热病；脾经腧穴，能治脾胃病；心经腧穴，能治胸、心和神志病；小肠经腧穴，能治头、项、眼、耳和发热病；膀胱经腧穴，能治头、项、腰、背、膀胱和发热病；肾经腧穴，能治生殖、泌尿系和咽喉病；心包络经腧穴，能治胸、心、胃和神志病；三焦经腧穴，能治头、眼、胸、胁和发热病；胆经腧穴，能治头、眼、耳、胁和发热病；肝经腧穴，能治胸、胁、肝的疾病。

　　总之，头面躯干的穴位，主治是以分部为主；四肢，尤其是肘、膝以下的穴位，是以分经为主。

　　1）手太阴肺经（表 1 和图 1）

表 1　手太阴肺经主要腧穴

手太阴肺经	位　　置	主　　治
中府	平第 1 肋间隙，距中线 6 寸腋动脉搏动内下方	咳嗽，气喘，胸中烦满，胸痛，肩背痛，腹胀，呕逆，喉痹，浮肿
云门	中线旁开 6 寸锁骨外端下方凹陷中	咳嗽，气喘，胸痛，肩背痛，胸中烦热
天府	腋前皱襞上端下 3 寸肱二头肌桡侧缘	气喘，鼻衄，吐血，瘿气，上臂内侧痛
侠白	天府下 1 寸，肱二头肌桡侧缘	咳嗽，气短，干呕，烦满，心痛，上臂内侧痛
尺泽	肘横纹上肱二头肌腱桡侧缘	咳嗽，气喘，咯血，潮热，咽喉肿痛，舌干，胸部胀满，吐泻，小儿惊风，肘臂挛痛，乳痈
孔最	尺泽与太渊连线上距太渊 7 寸	咳嗽，气喘，咽喉肿痛，失音，热病无汗，头痛，肘臂挛痛，痔疮
列缺	桡骨茎突上方腕横纹上 1.5 寸	咳嗽，气喘，咽喉痛，掌中热，半身不遂，口眼歪斜，偏正头痛，项强，惊痫，溺血，小便热，阴茎痛，牙痛
经渠	腕横纹上 1 寸桡骨茎突内侧与桡动脉之间陷中	咳嗽，气喘，喉痹，胸部胀满，掌中热，胸背痛
太渊	腕横纹上桡动脉桡侧陷中	咳嗽，气喘，咳血，呕血，烦满，胸背痛，掌中热，缺盆中痛，喉痹，腹胀，嗳气，呕吐，无脉症，手腕无力疼痛
鱼际	第 1 掌骨中点赤白肉际	咳嗽，咳血，失音，喉痹，咽干，身热，乳痈，肘挛，掌心热
少商	拇指桡侧甲角 0.1 寸	喉痹，咳嗽，气喘，重舌，鼻衄，心下满，中风昏迷，癫，狂，中暑呕吐，热病，小儿惊风，指腕挛急

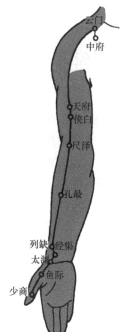

图 1　手太阴肺经

2）手阳明大肠经（表 2 和图 2）

表 2　手阳明大肠经主要腧穴

手阳明大肠经	位　置	主　治
商阳	食指桡侧支甲角 0.1 寸	咽喉肿痛，颐颔肿，下齿痛，耳聋，耳鸣，青盲，热病汗不出，昏厥，中风昏迷，喘咳，肩痛引缺盆
二间	第 2 掌指关节前缘桡侧赤白肉际处	喉痹，颔肿，鼻衄，目痛，目黄，大便脓血，齿痛口干，口眼歪斜，身热，嗜睡，肩背痛振寒
三间	第 2 掌指关节后缘桡侧，第 2 掌骨小头上方	目痛，齿痛，咽喉肿痛，手指及手背肿痛，鼻衄，唇焦口干，嗜眠，腹满，肠鸣洞泄
合谷	第 1、2 掌骨之间，第 2 掌骨桡侧中点	头痛，眩晕，目赤肿痛，鼻衄，鼻渊，齿痛，耳聋，面肿，疔疮，咽喉肿痛，失音，牙关紧闭，口眼歪斜，痄腮，指挛，臂痛，半身不遂，发热恶寒，无汗，多汗，咳嗽，经闭，滞产，胃痛，腹痛，便秘，痢疾，小儿惊风，瘾疹，疥疮，疟疾
阳溪	腕背桡侧拇指翘起时当拇长伸肌与拇短伸肌腱之间	头痛，耳聋，耳鸣，咽喉肿痛，龋齿痛，目赤，目翳，热病心烦，臂腕痛，癫、狂、痫证
偏历	阳溪与曲池连线上阳溪上 3 寸	鼻衄，目赤，耳聋，耳鸣，口眼歪斜，喉痛，癫疾，水肿，肩膊肘腕酸痛
温溜	阳溪与曲池连线上阳溪上 5 寸	头痛，面肿，鼻衄，口舌肿痛，咽喉肿痛，肩背酸痛，肠鸣腹痛，癫，狂，吐舌
下廉	阳溪与曲池连线上曲池下 4 寸	头风，眩晕，目痛，肘臂痛，腹痛，食物不化，乳痈
上廉	阳溪与曲池连线上曲池下 3 寸	头痛，偏瘫，手臂肩膊酸痛麻木，腹痛，肠鸣，泄泻

续表

手阳明大肠经	位　置	主　治
手三里	阳溪与曲池连线上曲池下 2 寸	腹胀，吐泻，齿痛，失音，颊肿，瘰疬，偏瘫，手臂麻痛，肘挛不伸，眼目诸疾
曲池	屈肘肘横纹桡侧端凹陷，约尺泽与肱骨外上髁连线中点	热病，咽喉肿痛，手臂肿痛，上肢不遂，手肘无力，月经不调，瘰疬，疮，疥，瘾疹，丹毒，腹痛吐泻，痢疾，齿痛，目赤痛，目不明，高血压，胸中烦满，瘈疭，癫，狂，疟疾，善惊
肘髎	曲池外上方 1 寸肱骨边缘	肘臂痛，拘挛，麻木，嗜卧
手五里	曲池与肩髃连线上曲池上 3 寸	肘臂挛急疼痛，瘰疬，咳嗽吐血，嗜卧身黄，疟疾
臂臑	肱骨外侧三角肌下端，肩髃与曲池连线曲池上 7 寸	瘰疬，颈项拘急，肩臂疼痛，目疾
肩髃	肩峰与肱骨大结节之间，上臂平举肩	肩臂疼痛，手臂挛急，肩中热，半身不遂，风热瘾疹，瘰疬诸瘿
巨骨	锁骨肩峰端与肩胛冈之间凹陷中	肩背手臂疼痛，不得屈伸，瘰疬，瘿气，惊痫吐血
天鼎	扶突直下 1 寸，胸锁乳突肌后缘	咽喉肿痛，暴喑，气梗，瘿气，瘰疬
扶突	喉结旁开 3 寸胸锁乳突肌胸骨头与锁骨头之间	咳嗽，气喘，咽喉肿痛，暴喑，瘿气，瘰疬
禾髎	鼻孔外缘直下平水沟处	鼻疮息肉，鼻衄，鼻塞，鼻流清涕，口歪，口噤不开
迎香	鼻翼外缘中点旁开鼻唇沟中	鼻塞，不闻香臭，鼻衄，鼻渊，口眼歪斜，面痒，面浮肿，鼻息肉

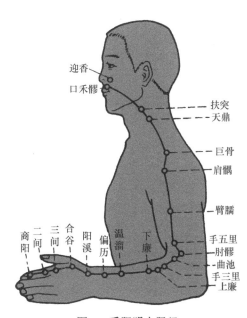

图 2　手阳明大肠经

3）足阳明胃经（表3和图3）

表3　足阳明胃经主要腧穴

足阳明胃经	位　置	主　治
承泣	正坐直视，瞳孔下0.7寸，眼球与眶下缘之间	眼睑；动，目赤肿痛，迎风流泪，夜盲，口眼歪斜
四白	正坐，承泣直下眶下孔处	目赤痛痒，目翳，眼睑；动，迎风流泪，头面疼痛，口眼歪斜，眩晕
巨髎	目正视，瞳孔直下与鼻翼下缘平齐处	口眼歪斜，眼睑；动，鼻衄，齿痛，唇颊肿，目翳
地仓	目正视瞳孔直下口角水平交界处，约口角旁0.4寸	唇缓不收，眼睑；动，口角歪斜，齿痛颊肿，流涎
大迎	下颌角前下1.3寸，咬肌附着部的前缘，闭口鼓气时，卜颌角前下方沟形凹陷中	牙关紧闭，口歪，颊肿，齿痛面肿，牙关脱臼，口唇；动，瘰疬，颈痛
颊车	下颌角前上方1横指凹陷中，上下牙咬紧时，在隆起的咬肌高点处	口眼歪斜，颊肿，齿痛，牙关紧闭，失音，颈项强痛
下关	闭口取穴，颧弓下缘凹陷处，下颌骨髁状突前方	齿痛，面痛，耳鸣，聤耳，牙关开合不利，口眼歪斜，眩晕
头维	额角鬓发前缘直上入发际0.5寸，距神庭4.5寸	眼痛，头痛，目眩，迎风流泪，眼睑；动，视物不明
人迎	胸锁乳突肌前缘平喉结处，距喉结1.5寸	胸满喘息，咽喉肿痛，头痛，高血压，瘰疬，瘿气，饮食难下
水突	胸锁乳突肌前缘，人迎与气舍之间	咳逆上气，喘息不得卧，咽喉肿痛，肩肿，呃逆，瘿瘤，瘰疬
气舍	胸锁乳突肌的胸骨头与锁骨头之间，锁骨内侧端上缘	咽喉肿痛，喘息，呃逆，瘿瘤，瘰疬，颈项强痛，肩肿
缺盆	锁骨上窝正中，乳中线直上	咳嗽气喘，咽喉肿痛，缺盆中痛，瘰疬
气户	乳中线上，锁骨中点下缘	气喘，咳嗽，胸胁胀满，吐血，呃逆，胸背胁肋疼痛
库房	乳中线上，第1肋间	咳嗽，气逆，咳唾脓血，胸胁胀痛
屋翳	乳中线上，第2肋间	咳嗽，气喘，唾脓血痰，胸胁胀痛，乳痈，皮肤疼痛，瘾疹，身肿
膺窗	乳中线上，第3肋间	咳嗽，气喘，胸胁胀痛，乳痈
乳中	乳头正中央	
乳根	乳中线上，第5肋间，乳头直下	咳喘，胸闷胸痛，乳痈，乳汁少，噎膈，生产难
不容	脐上6寸，正中线旁开2寸	腹胀，呕吐，胃痛，食欲不振，喘咳，呕血，心痛，胸背胁痛
承满	脐上5寸，正中线旁开2寸	胃痛，呕吐，腹胀，肠鸣，食欲不振，喘逆，吐血，胁下坚痛
梁门	脐上4寸，正中线旁开2寸	胃痛，呕吐，食欲不振，大便溏
关门	脐上3寸，正中线旁开2寸	腹痛，腹胀，肠鸣泄泻，食欲不振，水肿，遗尿
太乙	脐上2寸，正中线旁开2寸	癫狂，心烦不宁，胃痛，消化不良

足阳明胃经	位　置	主　治
滑肉门	脐上1寸，正中线旁开2寸	癫狂，呕吐，胃痛
天枢	脐旁2寸	绕脐腹痛，呕吐，腹胀，肠鸣，癥瘕，痢疾，泄泻，便秘，肠痈，痛经，月经不调，热甚狂言，疝气，水肿
外陵	脐下1寸，正中线旁开2寸	腹痛，疝气，月经痛，心如悬引脐腹痛
大巨	脐下2寸，正中线旁开2寸	小腹胀满，小便不利，疝气，遗精，早泄，惊悸不眠，偏枯
水道	脐下3寸，正中线旁开2寸	小腹胀满，疝气，痛经，小便不利
归来	脐下4寸，正中线旁开2寸	少腹疼痛，经闭，阴挺，白带，疝气，茎中痛
气冲	脐下5寸，正中线旁开2寸	外阴肿痛，腹痛，疝气，月经不调，不孕，胎产诸疾，阳痿，阴茎中痛
髀关	髂前上棘与髌骨外缘连线上，平臀横纹	髀股痿痹，足麻不仁，腰腿疼痛，筋急不得屈伸
伏兔	髂前上棘与髌骨外上缘的连线上，膝髌上缘上6寸	腰胯疼痛，腿膝寒冷，麻痹，脚气，疝气，腹胀
阴市	髂前上棘与髌骨外上缘的连线上，髌骨外上缘上3寸	腿膝麻痹，酸痛，屈伸不利，下肢不遂，腰痛，寒疝，腹胀腹痛
梁丘	髂前上棘与髌骨外上缘的连线上，髌骨外上缘上2寸	胃痛，膝肿，下肢不遂，乳痈
犊鼻	屈膝，髌骨下方，髌韧带外侧凹陷中	膝关节痛，脚气
足三里	犊鼻下3寸，胫骨前嵴外侧1横指	胃痛，呕吐，腹胀，肠鸣，消化不良，泄泻，便秘，痢疾，疳疾，喘咳痰多，乳痈，头晕，耳鸣，心悸，气短，癫狂，妄笑，中风，脚气，水肿，膝胫酸痛，鼻疾，产妇血晕
上巨虚	犊鼻下6寸，胫骨前嵴外侧1横指	肠中切痛，痢疾，肠鸣，腹胀，便秘，泄泻，肠痈，中风瘫痪，脚气
条口	犊鼻下8寸，胫骨前嵴外侧1横指	小腿冷痛，麻痹，脘腹疼痛，跗肿，转筋，肩臂痛
下巨虚	犊鼻下9寸，胫骨前嵴外侧约1横指	小腹痛，腰脊痛引睾丸，乳痈，下肢痿痹，泄泻，大便脓血
丰隆	犊鼻与解溪中点，条口穴后方1横指，胫骨前嵴外侧2横指	痰多，哮喘，咳嗽，胸疼，头痛，头晕，咽喉肿痛，大便难，癫狂，善笑，痫证，下肢痿痹，肿痛
解溪	足背与小腿横纹中，长伸肌腱与趾长伸肌腱之间	头面浮肿，面赤，目赤，头痛，眩晕，腹胀，便秘，下肢痿痹，癫疾，胃热谵语，眉棱骨痛
冲阳	足背部，足背动脉搏动处，陷谷上3寸	胃痛腹胀，不嗜食，口眼歪斜，面肿齿痛，足痿无力，脚背红肿，善惊狂疾
陷谷	第2/3跖趾关节后方	面目浮肿，水肿，肠鸣腹痛，足背肿痛
内庭	第2/3趾缝间的纹头处	齿痛，口歪，喉痹，鼻衄，腹痛，腹胀，泄泻，痢疾，足背肿痛，热病
厉兑	第2趾外侧距爪甲角0.1寸	面肿，口歪，齿痛，鼻衄，鼻流黄涕，胸腹胀满，足胫寒冷，热病，梦魇，癫狂

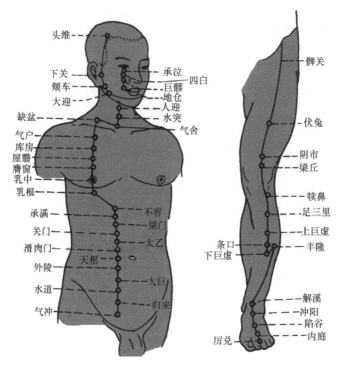

图 3　足阳明胃经

4）足太阴脾经（表 4 和图 4）

表 4　足太阴脾经主要腧穴

足太阴脾经	位　置	主　治
隐白	指内侧去甲角 0.1 寸	腹胀，暴泄，善呕，烦心善悲，梦魇，胸痛，心痛，胸满，咳吐，喘息，慢惊风，昏厥，月经过时不止，崩漏，吐血，衄血，尿血，便血，癫狂，多梦，尸厥
大都	指内侧，第 1 跖趾关节前下方赤白肉际处	腹胀，胃痛，食不化，呕逆，泄泻，便秘，热病无汗，体重肢肿，厥心痛，不得卧，心烦
太白	第 1 跖趾关节后缘，赤白肉际处	胃痛，腹胀，腹痛，肠鸣，呕吐，泄泻，痢疾，便秘，痔漏，脚气，饥不欲食，善噫食不化，心痛脉缓，胸胁胀痛，体重节痛，痿证
公孙	第 1 跖骨基底前下缘，赤白肉际处	胃痛，呕吐，饮食不化，肠鸣腹胀，腹痛，痢疾，泄泻，多饮，霍乱，水肿，烦心失眠，发狂妄言，嗜卧，肠风下血，脚气
商丘	内踝前下方凹陷处	腹胀，肠鸣，泄泻，便秘，食不化，舌本强痛，黄疸，怠惰嗜卧，癫狂，善笑，梦魇，不乐好太息，咳嗽，小儿痫瘛，痔疾，足踝痛
三阴交	内踝高点上 3 寸，胫骨内后缘	脾胃虚弱，肠鸣腹胀，飧泄，消化不良，月经不调，崩漏，赤白带下，阴挺，经闭，癥瘕，难产，产后血晕，恶露不行，梦遗，遗精，阳痿，阴茎痛，疝气，水肿，小便不利，睾丸缩腹，遗尿，足痿痹痛，脚气，失眠，神经性皮炎，湿疹，荨麻疹，高血压

续表

足太阴脾经	位　置	主　治
漏谷	内踝高点上6寸，阴陵泉与三阴交连线上	腹胀，肠鸣，偏坠，腿膝厥冷，麻痹不仁，足踝肿痛，小便不利
地机	阴陵泉下3寸，当阴陵泉与三阴交连线上	腹胀，腹痛，食欲不振，泻泄，痢疾，月经不调，痛经，遗精，女子癥瘕，腰痛不可俯仰，小便不利，水肿
阴陵泉	胫骨内侧髁下缘凹陷处	腹胀，喘逆，水肿，黄疸，暴泄，小便不利或失禁，阴茎痛，妇人阴痛，遗精，膝痛，
血海	屈膝，髌骨内上缘上2寸，股四头肌内侧头的隆起处	月经不调，痛经，经闭，崩漏，股内侧痛，皮肤湿疹，瘾疹，湿疮，瘙痒，丹毒，小便淋涩，气逆腹胀
箕门	血海穴上6寸，缝匠肌内侧	小便不通，遗溺，腹股沟肿痛，五淋
冲门	耻骨联合上缘中点旁开3.5寸，腹股沟外端上缘，股动脉外侧	腹痛，疝气，痔痛，小便不利，胎气上冲
府舍	冲门上0.7寸，任脉旁开4寸	腹痛，疝气，腹满积聚，霍乱吐泄
腹结	府舍上3寸，任脉旁开4寸（脐下1.3寸）	绕脐腹痛，疝气，腹寒泄泻
大横	神阙穴旁开4寸	虚寒泻痢，大便秘结，小腹痛
腹哀	脐中上3寸，任脉旁开4寸	绕脐痛，消化不良，便秘，痢疾
食窦	中庭穴（任脉）旁开6寸，第5肋间隙中	胸胁胀痛，腹胀肠鸣，反胃，食已即吐，嗳气，水肿
天溪	任脉旁开6寸，平第4肋间隙中	胸部疼痛，咳嗽，乳痈，乳汁少
胸乡	任脉旁开6寸，第3肋间隙中	胸胁胀痛，胸引背痛不得卧
周荣	任脉旁开6寸，第2肋间隙中	胸胁胀满，咳嗽，气喘，胁肋痛，食不下
大包	侧卧举臂，腋中线上第6肋间隙中	胸胁痛，气喘，全身疼痛，四肢无力

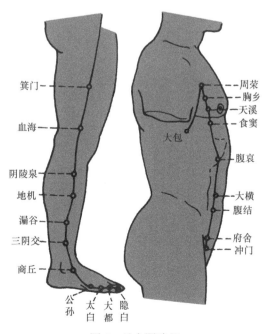

图4　足太阴脾经

5）手少阴心经（表 5 和图 5）

表 5 手少阴心经主要腧穴

手少阴心经	位 置	主 治
极泉	腋窝中，腋动脉搏动处	心痛，胸闷，心悸，气短，心悲不乐，干呕，胁肋疼痛，咽干烦渴，目黄，瘰疬，肘臂冷痛，四肢不举
青灵	少海与极泉连线少海上 3 寸肱二头肌内侧缘	目黄，头痛，振寒，胁痛，肩臂痛
少海	屈肘在肘横纹尺侧头陷中	心痛，臂麻，手颤健妄，暴喑，手挛，腋胁痛，瘰疬，颈痛，癫狂善笑，痫证，头痛，目眩，齿龋痛
灵道	尺侧腕屈肌腱桡侧缘腕横纹上 1.5 寸	心悸怔忡，心痛，悲恐，善笑，暴喑，舌强不语，腕臂挛急，足跗上痛，头昏目眩
通里	尺侧腕屈肌腱桡侧缘腕横纹上 1 寸	暴喑，舌强不语，心悸怔忡，悲恐畏人，头痛目眩，妇人经血过多，崩漏，肩臑肘臂内后侧痛
阴郄	尺侧腕屈肌腱桡侧缘腕横纹上 0.5 寸	心痛，惊恐，心悸，骨蒸盗汗，吐血，衄血，失语
神门	尺侧腕屈肌腱桡侧缘腕横纹上	心痛，心烦，恍惚，健忘失眠，惊悸怔忡，痴呆悲哭，癫狂痫证，目黄胁痛，掌中热，呕血，吐血，大便脓血，头痛眩晕，咽干不嗜食，失音，喘逆上气
少府	第 4/5 掌指关节后方	心悸，胸痛，痈疡，阴痒，阴挺，阴痛，小便不利，遗尿，手小指拘挛，掌中热，善笑，悲恐善惊
少冲	小指桡侧去甲角 0.1 寸	心悸，心痛，胸胁痛，癫狂，热病，中风昏迷，大便脓血，吐血，臑臂内侧后廉痛

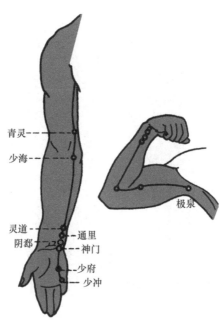

图 5 手少阴心经

6）手太阳小肠经（表6和图6）

表6　手太阳小肠经主要腧穴

手太阳小肠经	位　置	主　治
少泽	小指尺侧去指甲角0.1寸	热病，中风昏迷，乳汁少，乳痈，咽喉肿痛，目翳，疟疾，头痛，耳聋，耳鸣，肩臂外后侧疼痛
前谷	第5掌指关节前尺侧，握拳时，当掌指关节前之横纹头赤白肉际	热病汗不出，疟疾，癫狂痫证，耳鸣，目痛，目翳，头项急痛，颊肿，鼻塞，咽喉肿痛，产后无乳，臂痛，肘挛，手指麻木
后溪	第5掌指关节尺侧后方，第5掌骨小头后缘，赤白肉际处	头项强痛，耳聋，目赤目翳，肘臂及手指挛急，热病，疟疾，癫狂痫证，盗汗，目眩，目眦烂，疥疮
腕骨	第5掌骨尺侧上方，腕前方，三角骨的前缘，赤白肉际处	头痛，项强，耳鸣，目翳，指挛臂痛，黄疸，热病汗不出，疟疾，胁痛，颈项颔肿，消渴，目流冷泪，惊风，瘛疭
阳谷	三角骨后缘，赤白肉际上，豌豆骨与尺骨茎突之间	颈颔肿，臂外侧痛，手腕痛，热病无汗，头眩，目赤肿痛，癫狂妄言，胁痛项肿，疥疮生疣，痔漏，耳聋，耳鸣，齿痛
养老	掌心向下时，在尺骨茎突的高点处，当屈肘掌心向胸时，转手骨开，穴在尺骨茎突的桡侧骨缝中	目视不明，肩背肘臂痛，急性腰痛
支正	腕上5寸，当阳谷与小海的连线上	项强，肘挛，手指痛，热病，头痛，目眩，癫狂，易惊，好笑善忘，惊恐悲愁，消渴，疥疮生疣
小海	屈肘，当尺骨鹰嘴与肱骨内上髁之间	颊肿，颈项肩臂外后侧痛，头痛目眩，耳聋，耳鸣，癫狂痫证，疡肿
肩贞	肩关节后下方，当上臂内收时，在腋后纹头上1寸处	肩胛痛，手臂痛麻，不能举，缺盆中痛，瘰疬，耳鸣耳聋
臑俞	正坐，上臂内收，从肩贞直上，肩胛冈下缘取穴	肩臂酸痛无力，肩肿，颈项瘰疬
天宗	正坐，冈下窝中，约在肩胛冈下缘与肩胛下角之间的上1/3折点处	肩胛疼痛，肘臂外后侧痛，颊颔肿痛，气喘，乳痈
秉风	正坐，在肩胛冈上窝中点，天宗穴直上，举臂有凹陷处	肩胛疼痛不举，上肢酸痛
曲垣	在肩胛冈内上端凹陷处，约当臑俞与第2胸椎棘突连线的中点	肩胛拘挛疼痛
肩外俞	正坐，在第1胸椎棘突下陶道旁开3寸	肩背酸痛，颈项强急，上肢冷痛
肩中俞	正坐，在第7颈椎棘突下，大椎旁开2寸	咳嗽，气喘，肩背疼痛，唾血，寒热，目视不明
天窗	正坐，胸锁乳突肌后缘，平甲状软骨	耳聋，耳鸣，咽喉肿痛，颈项强痛，暴喑不能言，颊肿痛，颈瘿，瘾疹，癫狂，中风
天容	正坐，胸锁乳突肌前缘的凹陷中，平下颌角	耳聋，耳鸣，咽喉肿痛，咽中如梗，颊肿，瘿气，头项痛肿，呕逆吐沫
颧髎	正坐平视，目外眦直下，颧骨下缘凹陷处	口眼歪斜，眼睑润动，齿痛，颊肿，目赤，目黄，面赤，唇肿
听宫	耳屏与下颌关节之间，微张口呈凹陷处	耳聋，耳鸣，聤耳，失音，癫疾，痫证，齿痛

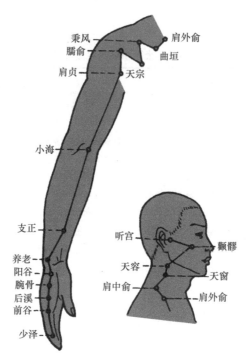

图 6　手太阳小肠经

7）足太阳膀胱经（表 7 和图 7）

表 7　足太阳膀胱经主要腧穴

足太阳膀胱经	位　置	主　治
睛明	目内眦外上方陷中	目赤肿痛，憎寒头痛，目眩，迎风流泪，内眦痒痛，胬肉攀睛，目翳，目视不明，近视，夜盲，色盲
攒竹	眉毛内侧端，眶上切迹处	头痛，眉棱骨痛，目眩，目视不明，目赤肿痛，迎风流泪，近视，眼睑㗧动，面瘫
眉冲	眉头直上入发际 0.5 寸	痫证，头痛，眩晕，目视不明，鼻塞
曲差	神庭旁 1.5 寸，入发际 0.5 寸	头痛，目眩，目痛，目视不明，鼻塞，鼻衄
五处	曲差直上，入发际 1 寸	头痛，目眩，目视不明，痫证，小儿惊风
承光	中线旁开 1.5 寸，入前发际 2.5 寸	头痛，目眩，呕吐烦心，目视不明，鼻塞多涕，热病无汗
通天	中线旁开 1.5 寸，入前发际 4 寸	头痛，头重，眩晕，口歪，鼻塞多清涕，鼻衄，鼻疮，鼻渊，鼻塞，颈项转侧难，瘿气
络却	中线旁开 1.5 寸，入前发际 5.5 寸	眩晕，耳鸣，鼻塞，口歪，癫狂，痫证，目视不明，项肿，瘿瘤
玉枕	枕外隆突上缘旁开 1.3 寸	头痛，恶风寒，呕吐，不能远视，目痛，鼻塞
天柱	后正中线旁开 1.3 寸，后发际上 0.5 寸	头痛，项强，眩晕，目赤肿痛，鼻塞，不知香臭，咽肿，肩背痛，足不任身
大杼	T$_1$ 棘突下旁开 1.5 寸	咳嗽，发热，鼻塞，头痛，喉痹，肩胛酸痛，颈项强急

续表

足太阳膀胱经	位 置	主 治
风门	T_2棘突下旁开 1.5 寸	伤风咳嗽，发热头痛，目眩，多涕，鼻塞，项强，胸背痛，发背痈疽，胸中热，身热
肺俞	T_3棘突下旁开 1.5 寸	咳嗽，气喘，胸满，腰脊痛，吐血，喉痹，骨蒸，潮热，盗汗
厥阴俞	T_4棘突下旁开 1.5 寸	心痛，心悸，胸闷，咳嗽，呕吐
心俞	T_5棘突下旁开 1.5 寸	癫狂，痫证，惊悸，失眠，心悸，健忘，心烦，咳嗽，吐血，梦遗，心痛，胸引背痛
督俞	T_6棘突下旁开 1.5 寸	心痛，腹痛，腹胀，肠鸣，呃逆
膈俞	T_7棘突下旁开 1.5 寸	胃脘胀痛，呕吐，呃逆，饮食不下，气喘，咳嗽，吐血，潮热，盗汗，背痛，脊强
肝俞	T_8棘突下旁开 1.5 寸	黄疸，胁痛，吐血，衄血，目赤，目视不明，眩晕，夜盲，癫狂，痫证，脊背痛
胆俞	T_{10}棘突下旁开 1.5 寸	黄疸，口苦，舌干，咽痛，呕吐，胁痛，饮食不下，肺痨，潮热，腋下肿
脾俞	T_{11}棘突下旁开 1.5 寸	胁痛，腹胀，黄疸，呕吐，泄泻，痢疾，便血，完谷不化，水肿，背痛
胃俞	T_{12}棘突下旁开 1.5 寸	胸胁痛，胃脘痛，腹胀，翻胃，呕吐，肠鸣，完谷不化
三焦俞	L_1棘突下旁开 1.5 寸	腹胀，肠鸣，完谷不化，呕吐，腹泻，痢疾，小便不利，水肿，肩背拘急，腰脊强痛
肾俞	L_2棘突下旁开 1.5 寸	遗精，阳痿，遗尿，小便频数，月经不调，白带，腰膝酸痛，目昏，耳鸣，耳聋，小便不利，水肿，洞泄不化，喘咳少气
气海俞	L_3棘突下旁开 1.5 寸	腰痛，腿膝不利，痛经，痔漏
大肠俞	L_4棘突下旁开 1.5 寸	腹痛，腹胀，肠鸣，泄泻，便秘，痢疾，腰脊疼痛
关元俞	L_5棘突下旁开 1.5 寸	腹胀，泄泻，小便不利，遗尿，消渴，腰痛
小肠俞	平第 1 骶后孔，后正中线旁开 1.5 寸	遗精，遗尿，尿血，白带，小腹胀痛，泄泻，痢疾，痔疾，疝气，腰腿痛
膀胱俞	平第 2 骶后孔，后正中线旁开 1.5 寸	小便赤涩，遗精，遗尿，腹痛泄泻，便秘，腰脊强痛，膝足寒冷无力，女子瘕聚，阴部肿痛生疮，淋浊
中膂俞	平第 3 骶后孔，后正中线旁开 1.5 寸	痢疾，疝气，腰脊强痛，消渴
白环俞	平第 4 骶后孔，后正中线旁开 1.5 寸	白带，疝气，遗精，月经不调，腰腿痛
上髎	第 1 骶后孔	腰痛，月经不调，阴挺，带下，遗精，阳痿，大小便不利
次髎	第 2 骶后孔	腰痛，月经不调，赤白带下，痛经，疝气，小便赤淋，腰以下至足不仁
中髎	第 3 骶后孔	月经不调，赤白带下，腰痛，小便不利，便秘
下髎	第 4 骶后孔	小腹痛，肠鸣，泄泻，便秘，小便不利，腰痛
会阳	尾骨下端旁开 0.5 寸	带下，阳痿，痢疾，泄泻，便血，痔疾
承扶	臀横纹正中	痔疾，腰骶臀股部疼痛

足太阳膀胱经	位　置	主　治
殷门	承扶与委中连线上承扶下6寸	腰脊强痛，不可俯仰，大腿疼痛
浮郄	腘窝上1寸，股二头肌腱内侧	臀股麻木，腘筋挛急
委阳	腘横纹外侧端，股二头肌腱内缘	腰脊强痛，小腹胀满，小便不利，腿足拘挛疼痛，痿厥不仁
委中	腘横纹中央	腰痛，髋关节屈伸不利，腘筋挛急，下肢痿痹，中风昏迷，半身不遂，腹痛，吐泻，疟疾，癫疾反折，衄血不止，遗尿，小便难，自汗，盗汗，丹毒，疔疮，发背
附分	T$_2$棘突下，正中线旁开3寸	肩背拘急，颈项强痛，肘臂麻木不仁
魄户	T$_3$棘突下，正中线旁开3寸	肺痨，咳嗽，气喘，项强，肩背痛
膏肓俞	T$_4$棘突下，正中线旁开3寸	肺痨，咳嗽，气喘，吐血，盗汗，健忘，遗精，完谷不化，肩胛背痛
神堂	T$_5$棘突下，正中线旁开3寸	咳嗽，气喘，胸腹满，肩痛，脊背急强
谚语	T$_6$棘突下，正中线旁开3寸	咳嗽，气喘，肩背痛，季胁引少腹痛，目眩，鼻衄，疟疾，热病汗不出
膈关	T$_7$棘突下，正中线旁开3寸	饮食不下，呕吐，嗳气，胸中噎闷，脊背强痛
魂门	T$_9$棘突下，正中线旁开3寸	胸胁胀痛，背痛，饮食不下，呕吐，肠鸣泄泻
阳纲	T$_{10}$棘突下，正中线旁开3寸	肠鸣，腹痛，泄泻，黄疸，消渴
意舍	T$_{11}$棘突下，正中线旁开3寸	腹胀，肠鸣，泄泻，呕吐，饮食不下
胃仓	T$_{12}$棘突下，正中线旁开3寸	腹胀，胃脘痛，水肿，小儿食积，脊背痛
肓门	L$_1$棘突下，正中线旁开3寸	上腹痛，痞块，便秘，妇人乳疾
志室	L$_2$棘突下，正中线旁开3寸	遗精，阳痿，阴痛下肿，小便淋沥，水肿，腰脊强痛
胞肓	平第2骶后孔，正中线旁开3寸	肠鸣，腹胀，腰脊痛，大小便不利，阴肿
秩边	骶管裂孔旁开3寸	腰骶痛，下肢痿痹，大小便不利，阴痛，痔疾
合阳	腘横纹下2寸，委中与承山连线上	腰脊痛引腹，下肢酸痛，麻痹，崩漏，疝痛
承筋	合阳与承山之间，腓肠肌腹中央	小腿痛，膝酸重，腰背拘急，痔疾，零乱转筋
承山	腓肠肌肌腹下，伸小腿时，肌腹下出现交角处	腰背病，腿痛转筋，痔疾，便秘，脚气，鼻衄，癫疾，疝气，腹痛
飞扬	承山穴外下方，昆仑穴上7寸	头痛，目眩，鼻塞，鼻衄，腰背痛，腿软无力，癫狂
跗阳	足外踝后方，昆仑直上3寸	头重，头痛，腰腿痛，下肢瘫痪，外踝红肿
昆仑	跟腱与外踝之间凹陷处	头痛，项强，目眩，鼻衄，疟疾，肩背拘急，腰痛，脚跟痛，小儿痫证，难产
仆参	外踝后下方，昆仑直下，当跟骨凹陷处赤白肉际	下肢痿弱，足跟痛，零乱转筋，癫痫，脚气膝肿
申脉	外踝正下方凹陷中	痫证，癫狂，头痛，眩晕，失眠，腰痛，足胫寒，不能久立坐，目赤痛，项强

续表

足太阳膀胱经	位 置	主 治
金门	申脉前下方，骰骨外侧凹陷中	癫痫，小儿惊风，腰痛，外踝痛，下肢痹痛
京骨	足跗外侧，第5跖骨粗隆下，赤白肉际	癫痫，头痛，目翳，项强，腰腿疼，膝痛脚挛
束骨	足跗外侧，第5跖骨小头后下方，赤白肉际	癫狂，头痛，项强，目眩，腰背痛，下肢后侧痛
足通谷	第5跖趾关节前下方凹陷处赤白肉际	头痛，项痛，目眩，鼻衄，癫狂
至阴	足小趾外侧，距指甲角0.1寸	头痛，鼻塞，鼻衄，目痛，足下热，胞衣不下，胎位不正，难产

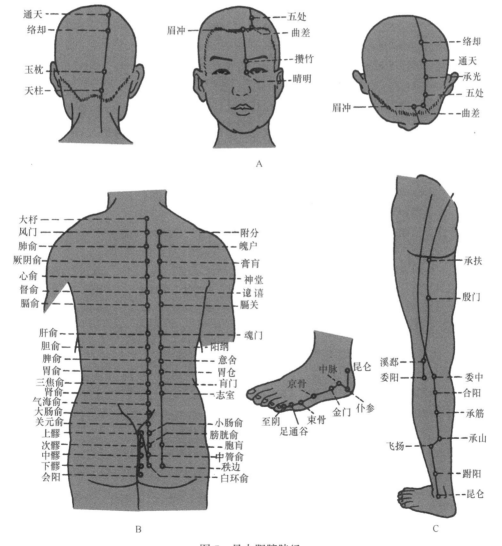

图 7 足太阳膀胱经

8）足少阴肾经（表 8 和图 8）

表 8　足少阴肾经主要腧穴

足少阴肾经	位　置	主　治
涌泉	足心前 1/3 的凹陷中	头顶痛，头晕，眼花，咽喉痛，舌干，失音，小便不利，大便难，小儿惊风，足心热，癫疾，霍乱转筋，昏厥
然谷	舟骨粗隆下缘凹陷中	月经不调，阴挺，阴痒，白浊，遗精，阳痿，小便不利，泄泻，胸胁胀痛，咯血，小儿脐风，口噤不开，消渴，黄疸，下肢痿痹，足跗痛
太溪	足内踝与跟腱之间的凹陷中	头痛目眩，咽喉肿痛，齿痛，耳聋，耳鸣，咳嗽，气喘，胸痛咯血，消渴，月经不调，失眠，健忘，遗精，阳痿，小便频数，腰脊痛，下肢厥冷，内踝肿痛
大钟	太溪下 0.5 寸，当跟腱附着部的内侧凹陷中	咳血，气喘，腰脊强痛，痴呆，嗜卧，足跟痛，二便不利，月经不调
水泉	太溪直下方 1 寸，当跟骨结节之内侧前上部凹陷中	月经不调，痛经，阴挺，小便不利，目昏花，腹痛
照海	内踝正下缘凹陷中	咽喉干痛，痫证，失眠，嗜卧，惊恐不宁，目赤肿痛，月经不调，痛经，赤白带下，阴挺，阴痒，疝气，小便频数，不寐，脚气
复溜	太溪上 2 寸，当跟腱之前缘	泄泻，肠鸣，水肿，腹胀，腿肿，足痿，盗汗，脉微细时无，身热无汗，腰脊强痛
交信	太溪上 2 寸，当复溜与胫骨内侧面后缘之间	月经不调，崩漏，阴挺，泄泻，大便难，睾丸肿痛，五淋，疝气，阴痒，泻痢赤白
筑宾	太溪上 5 寸，太溪与阴谷的连线上，约当腓肠肌内侧肌腹下端	癫狂，痫证，呕吐涎沫，疝痛，小儿脐疝，小腿内侧痛
阴谷	当腘窝内侧，和委中相平，在半腱肌腱和半膜肌腱之间，屈膝取穴	阳痿，疝痛，月经不调，崩漏，小便难，阴中痛，癫狂，膝股内侧痛
横骨	耻骨联合上际，当曲骨穴旁开 0.5 寸	阴部痛，少腹痛，遗精，阳痿，遗尿，小便不通，疝气
大赫	横骨上 1 寸，中极旁开 0.5 寸	阴部痛，子宫脱垂，遗精，带下，月经不调，痛经，不妊，泄泻，痢疾
气穴	横骨上 2 寸，关元穴旁开 0.5 寸	月经不调，白带，小便不通，泄泻，痢疾，腰脊痛，阳痿
四满	横骨上 3 寸，石门旁开 0.5 寸	月经不调，崩漏，带下，不孕，产后恶露不净，小腹痛，遗精，遗尿，疝气，便秘，水肿
中注	横骨上 4 寸，阴交旁开 0.5 寸	月经不调，腰腹疼痛，大便燥结，泄泻，痢疾
肓俞	神阙旁 0.5 寸	腹痛绕脐，呕吐，腹胀，痢疾，泄泻，便秘，疝气，月经不调，腰脊痛
商曲	肓俞上 2 寸，下脘旁开 0.5 寸	腹痛，泄泻，便秘，腹中积聚
石关	肓俞上 3 寸，建里旁开 0.5 寸	呕吐，腹痛，便秘，产后腹痛，妇人不孕
阴都	肓俞上 4 寸，中脘旁开 0.5 寸	腹胀，肠鸣，腹痛，便秘，妇人不孕，胸胁痛，疟疾
腹通谷	肓俞上 5 寸，上脘旁开 0.5 寸	腹痛，腹胀，呕吐，心痛，心悸，胸痛，暴喑
幽门	肓俞上 6 寸，巨阙旁开 0.5 寸	腹痛，呕吐，善哕，消化不良，泄泻，痢疾
步廊	第 5 肋间，中庭穴旁开 2 寸	胸痛，咳嗽，气喘，呕吐，不嗜食，乳痛

足少阴肾经	位　　置	主　治
神封	第4肋间，膻中穴旁开2寸	咳嗽，气喘，胸胁支满，呕吐，不嗜食，乳痈
灵墟	第3肋间，任脉旁开2寸	咳嗽，气喘，痰多，胸胁胀痛，呕吐，乳痈
神藏	第2肋间，任脉旁开2寸	咳嗽，气喘，胸痛，烦满，不嗜食
彧中	第1肋间，任脉旁开2寸	咳嗽，气喘，痰壅，胸胁胀满，不嗜食
俞府	锁骨下缘，任脉旁开2寸	咳嗽，气喘，胸痛，呕吐，不嗜食

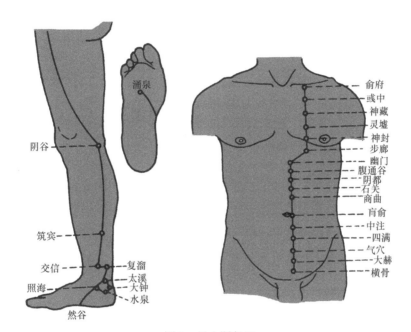

图8　足少阴肾经

9）手厥阴心包经（表9和图9）

表9　手厥阴心包经主要腧穴

手厥阴心包经	位　　置	主　治
天池	第4肋间乳头外1寸	胸闷，心烦，咳嗽，痰多，气喘，胸痛，腋下肿痛，瘰疬，疟疾，乳痈
天泉	腋纹头下2寸肱二头肌长短头之间	心痛，胸胁胀满，咳嗽，胸背及上臂内侧痛
曲泽	肘横纹上肱二头肌腱尺侧缘	心痛，善惊，心悸，胃痛，呕吐，转筋，热病，烦躁，肘臂痛，上肢颤动，咳嗽
郄门	掌长肌腱与桡侧腕屈肌腱之间腕横纹上5寸	心痛，心悸，胸痛，心烦，咳血，呕血，衄血，疔疮，癫疾
间使	掌长肌腱与桡侧腕屈肌腱之间腕横纹上3寸	心痛，心悸，胃痛，呕吐，热病，烦躁，疟疾，癫狂，痫证，腋肿，肘挛，臂痛

续表

手厥阴心包经	位　置	主　治
内关	掌长肌腱与桡侧腕屈肌腱之间腕横纹上2寸	心痛，心悸，胸痛，胃痛，呕吐，呃逆，失眠，癫狂，痫证，郁证眩晕，中风，偏瘫，哮喘，偏头痛，热病，产后血晕，肘臂挛痛
大陵	掌长肌腱与桡侧腕屈肌腱之间腕横纹上	心痛，心悸，胃痛，呕吐，惊悸，癫狂，痫证，胸胁痛，腕关节疼痛，喜笑悲恐
劳宫	掌心横纹第3掌骨桡侧，屈指中指尖下	中风昏迷，中暑，心痛，癫狂，痫证，口疮，口臭，口中烂
中冲	中指尖端中央	中风昏迷，舌强不语，中暑，昏厥，小儿惊风，热病，舌下肿痛

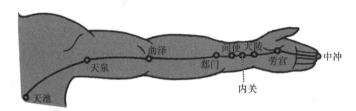

图 9　手厥阴心包经

10）手少阳三焦经（表 10 和图 10）

表 10　手少阳三焦经主要腧穴

手少阳三焦经	位　置	主　治
关冲	无名指尺侧去爪甲0.1寸	头痛，目赤，耳聋，耳鸣，喉痹，舌强，热病，心烦
液门	第4、5指指缝间，指掌关节前凹陷中	头痛，目赤，耳痛，耳鸣，耳聋，喉痹，疟疾，手臂痛
中渚	第4、5掌指关节后的掌骨间，当液门后1寸，握拳取穴	头痛，目眩，目赤，目痛，耳聋，耳鸣，喉痹，肩背肘臂疼痛，手指不能屈伸，脊膂痛，热病
阳池	伏掌，手背横纹上，当指总伸肌腱尺侧凹陷中	腕痛，肩臂痛，耳聋，疟疾，消渴，口干，喉痹
外关	阳池上2寸，当桡尺骨之间	热病，头痛，颊痛，耳聋，耳鸣，目赤肿痛，胁痛，肩背痛，肘臂屈伸不利，手指疼痛，手颤
支沟	阳池穴上3寸，桡尺骨之间	暴喑，耳聋，耳鸣，肩背酸痛，胁肋痛，呕吐，便秘，热病
会宗	阳池穴上3寸，支沟穴尺侧，尺骨桡侧缘	耳聋，痫证，上肢肌肤痛
三阳络	阳池穴上4寸，桡尺两骨之间	暴喑，耳聋，手臂痛，龋齿痛
四渎	肘尖下方5寸，桡尺骨之间	暴喑，暴聋，齿痛，呼吸气短，咽阻如梗，前臂痛
天井	尺骨鹰嘴后上方，屈肘呈凹陷处	偏头痛，胁肋颈项肩臂痛，耳聋，瘰疬，瘿气，癫痫
清冷渊	天井穴上1寸，屈肘取穴	头痛，目黄，肩臂痛不能举

续表

手少阳三焦经	位　置	主　治
消泺	尺骨鹰嘴与肩髎穴的连线上，当臑会与清冷渊中点	头痛，颈项强痛，臂痛，齿痛，癫疾
臑会	尺骨鹰嘴与肩髎穴连线上，肩髎穴直下3寸	肩臂痛，瘿气，瘰疬，目疾，肩胛肿痛
肩髎	肩峰后下际，上臂外展平举，于肩髃穴后寸许凹陷中	臂痛，肩重不能举
天髎	肩井穴与曲垣穴连线的中点，当肩胛骨上角处	肩臂痛，颈项强痛，胸中烦满
天牖	乳突后下部，胸锁乳突肌后缘，在天容穴与天柱穴的平行线上	头晕，头痛，面肿，目昏，暴聋，项强
翳风	耳垂后方，下颌角与乳突之间凹陷中	耳鸣，耳聋，口眼歪斜，牙关紧闭，颊肿，瘰疬
瘈脉	乳突中央，当翳风穴与角孙穴沿耳翼连线的下1/3折点处	头痛，耳聋，耳鸣，小儿惊痫，呕吐，泄痢
颅息	耳后，当翳风穴与角孙穴沿耳翼连线的上1/3折点处	头痛，耳鸣，小儿惊痫，呕吐涎沫
角孙	折耳在耳尖近端，耳尖直上入发际处	耳部肿痛，目赤肿痛，目翳，齿痛，唇燥，项强，头痛
耳门	耳屏上切迹前方，下颌骨髁状突后缘凹陷中，张口取穴	耳聋，耳鸣，聤耳，齿痛，颈颔痛，唇吻强
和髎	在耳门前上方，平耳郭根前，鬓发后缘，当颞浅动脉后缘	头重痛，耳鸣，牙关拘急，颔肿，鼻准肿痛，口歪
丝竹空	眉毛外端凹陷处	头痛，目眩，目赤痛，眼睑眴动，齿痛，癫痫

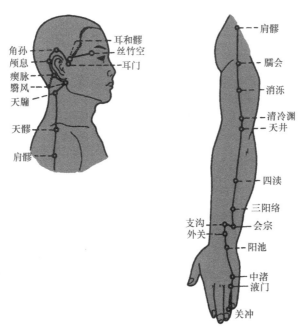

图 10　手少阳三焦经

11）足少阳胆经（表 11 和图 11）

表 11　足少阳胆经主要腧穴

足少阳胆经	位　置	主　治
瞳子髎	目外眦外侧，眶骨外侧缘凹陷中	头痛，目赤，目痛，怕光羞明，迎风流泪，远视不明，内障，目翳
听会	耳屏间切迹前，听宫直下，下颌骨髁状突后缘，张口有空处	耳鸣，耳聋，聤耳流脓，齿痛，下颌脱臼，口眼歪斜，面痛，头痛
上关	耳前，颧骨弓上缘，下关穴直上方	头痛，耳鸣，耳聋，聤耳，口眼歪斜，面痛，齿痛，惊痛，瘛疭
颔厌	鬓发中，当头维与曲鬓连线的上 1/4 与下 3/4 的交点处	头痛，眩晕，目外眦痛，齿痛，耳鸣，惊痫，瘛疭
悬颅	头维与曲鬓之间，沿鬓发弧形连线之中点	偏头痛，面肿，目外眦痛，齿痛
悬厘	鬓角之上际，当悬颅与曲鬓之中点	偏头痛，面肿目外眦痛，耳鸣，上齿痛
曲鬓	耳前上方入鬓发内，约当角孙前 1 横指	偏头痛，颌颊肿，牙关紧闭，呕吐，齿痛，目赤肿痛，项强不得顾
率谷	耳郭尖上方，角孙穴之上，入发际 1.5 寸	头痛，眩晕，呕吐，小儿惊风
天冲	耳郭根后上方，入发际 2 寸，率谷穴后约 0.5 寸	头痛，齿龈肿痛，癫痫，惊恐，瘿气
浮白	耳后乳突后上方，当天冲与头窍阴的弧形连线的中点	头痛，颈项强痛，耳鸣，耳聋，齿痛，瘰疬，瘿气，臂痛不举，足痿不行
头窍阴	乳突后上方，当浮白与完骨的连线上	头痛，眩晕，颈项强痛，胸胁痛，口苦，耳鸣，耳聋，耳痛
完骨	乳突后下方凹陷中	头痛，颈项强痛，颊肿，喉痹，龋齿，口眼歪斜，癫痫，疟疾
本神	前发际内 0.5 寸，正中线旁开 3 寸	头痛，目眩，癫痫，小儿惊风，颈项强痛，胸胁痛，半身不遂
阳白	前额，眉毛中点上 1 寸	头痛，目眩，目痛，外眦疼痛，眼睑ʹ动，雀目
头临泣	前额，阳白穴直上，入发际 0.5 寸，于神庭与头维之间	头痛，目眩，目赤痛，流泪，目翳，鼻塞，鼻渊，耳聋，小儿惊痫，热病
目窗	头临泣后 1 寸，当头临泣与风池穴的连线上	头痛，目眩，目赤肿痛，远视，近视，面浮肿，上齿龋肿，小儿惊痫
正营	目窗后 1 寸，头临泣与风池的连线上	头痛，头晕，目眩，唇吻强急，齿痛
承灵	正营后 1.5 寸，头临泣与风池的连线上	头痛，眩晕，目痛，鼻渊，鼻衄，鼻塞，多涕
脑空	风池穴直上，脑户穴相平处	头痛，颈项强痛，目眩，目赤肿痛，鼻塞，耳聋，癫痫，惊悸，热病
风池	胸锁乳突肌与斜方肌上端之间的凹陷中，入发际 1 寸	头痛，眩晕，颈项强痛，目赤痛，目泪出，鼻渊，鼻衄，耳聋，气闭，中风，口眼歪斜，疟疾，热病，感冒，瘿气

足少阳胆经	位　置	主　治
肩井	大椎与肩峰连线的中点	肩背痹痛，手臂不举，颈项强痛，乳痈，中风，瘰疬，难产，诸虚百损
渊腋	侧卧，当腋中线上，于第 4 肋间隙，举臂取穴	胸满，胁痛，腋下肿，臂痛不举
辄筋	渊腋前 1 寸，当第 4 肋间隙，侧卧取穴	胸胁痛，喘息，呕吐，吞酸，腋肿，肩臂痛
日月	乳头下方，第 7 肋间隙处	胁肋疼痛胀满，呕吐，吞酸，呃逆，黄疸
京门	侧卧，于侧腹部，当 12 肋骨游离端下际	肠鸣，泄泻，腹胀，腰胯痛
带脉	侧卧，在第 11 肋骨游离端直下与脐相平处	月经不调，赤白带下，疝气，腰胯痛
五枢	仰卧，在腹侧髂前上棘之前 0.5 寸，约平脐下 3 寸处	阴挺，赤白带下，月经不调，疝气，少腹痛，便秘，腰胯痛
维道	五枢穴前下 0.5 寸	腰胯痛，少腹痛，阴挺，疝气，带下，月经不调，水肿
居髎	髂前上棘与股骨大转子之最高点连线的中点处	腰腿痹痛，瘫痪，足痿，疝气
环跳	侧卧屈股，在股骨大转子最高点与骶骨裂孔的连线上，外 1/3 与中 1/3 的交点处	腰胯疼痛，半身不遂，下肢痿痹，遍身风疹，挫闪腰痛，膝踝肿痛不能转侧
风市	大腿外侧，腘横纹上 7 寸，股外侧肌与股二头肌之间，当直立垂手时，中指止点处	中风半身不遂，下肢痿痹麻木，遍身瘙痒，脚气
中渎	大腿外侧，腘横纹上 5 寸，当股外侧肌与股二头肌之间	下肢痿痹麻木，半身不遂
膝阳关	阳陵泉直上，股骨外上髁的上方凹陷中	膝髌肿痛，腘筋挛急，小腿麻木
阳陵泉	腓骨小头前下方凹陷中	半身不遂，下肢痿痹麻木，膝肿痛，脚气，胁肋痛，口苦，呕吐，黄疸，小儿惊风，破伤风
阳交	外踝尖上 7 寸，腓骨后缘	胸胁胀满疼痛，面肿，惊狂，癫疾，瘛疭，膝股痛，下肢痿痹
外丘	外踝尖上 7 寸，与阳交相平，于腓骨前缘	颈项强痛，胸胁痛，狂犬伤毒不出，下肢痿痹，癫疾，小儿龟胸
光明	外踝尖直上 5 寸，当胫骨前缘，趾长伸肌和腓骨短肌之间	目痛，夜盲，乳胀痛，膝痛，下肢痿痹，颊肿
阳辅	外踝尖上 4 寸，微向前，当腓骨前缘	偏头痛，目外眦痛，缺盆中痛，腋下肿，瘰疬，胸胁下肢外侧痛，疟疾，半身不遂
悬钟	外踝尖上 3 寸，当腓骨后缘与腓骨长短肌腱之间凹陷处	半身不遂，颈项强痛，胸腹胀满，胁肋疼痛，膝腿痛，脚气，腋下肿
丘墟	外踝前下缘，当趾长伸肌腱的外侧凹陷中	颈项痛，腋下肿，胸胁痛，下肢痿痹，外踝肿痛，疟疾，疝气，目赤肿痛，目生翳膜，中风偏瘫

续表

足少阳胆经	位　置	主　治
足临泣	第4、5跖骨结合部的前方凹陷中，当小趾介肌腱的外侧	头痛，目外眦痛，目眩，乳痈，瘰疬，胁肋痛，疟疾，中风偏瘫，痹痛不仁，足跗肿痛
地五会	第4、5跖骨间，当小趾伸肌腱的内侧缘	头痛，目赤痛，耳鸣，耳聋，胸满，胁痛，腋肿，乳痈，月行肿，跗肿
侠溪	第4、5趾缝间，当趾蹼缘的上方纹头处	头痛，眩晕，惊悸，耳鸣，耳聋，目外眦赤痛，颊肿，胸胁痛，膝股痛，月行酸，足跗肿痛，疟疾
足窍阴	第4趾外侧，距甲角0.1寸许	偏头痛，目眩，目赤肿痛，耳聋，耳鸣，喉痹，胸胁痛，足跗肿痛，多梦，热病

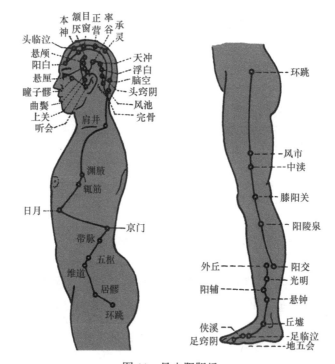

图 11　足少阳胆经

12）足厥阴肝经（表 12 和图 12）

表 12　足厥阴肝经主要腧穴

足厥阴肝经	位　置	主　治
大敦	足趾外侧去甲角0.1寸	疝气，缩阴，阴中痛，月经不调，血崩，尿血，癃闭，遗尿，淋疾，癫狂，痫证，少腹痛
行间	足第1、2趾纹头处	月经过多，闭经，痛经，白带，阴中痛，遗尿，淋疾，疝气，胸胁满痛，呃逆，咳嗽

续表

足厥阴肝经	位　置	主　治
太冲	足第 1、2 跖骨结合部前凹陷中	头痛，眩晕，疝气，月经不调，癃闭，遗尿，小儿惊风，癫狂，痫证，胁痛，腹胀，黄疸，呕逆，咽痛嗌干，目赤肿痛，膝股内侧痛，足跗肿痛，下肢痿痹
中封	内踝前方在商丘与解溪两穴之间	疝气，阴茎痛，遗精，小便不利，黄疸，胸腹胀满，腰痛，足冷，内踝肿痛
蠡沟	内踝尖上 5 寸胫骨内侧面中央	月经不调，赤白带下，阴挺，阴痒，疝气，小便不利，睾丸肿痛，小腹满，腰背拘急不可仰俯，胫部酸痛
中都	内踝尖上 7 寸胫骨内侧面中央	胁痛，腹胀，泄泻，疝气，小腹痛，崩漏，恶露不尽
膝关	胫骨内髁后下方阴陵泉后 1 寸	膝膑肿痛，寒湿走注，历节风痛，下肢痿痹
曲泉	膝关节内侧横纹头上方半腱半膜肌止端之前上方	月经不调，痛经，白带，阴挺，阴痒，产后腹痛，遗精，阳痿，疝气，小便不利，头痛，目眩，癫狂，膝膑肿痛，下肢痿痹
阴包	股骨内上髁上 4 寸股内肌与缝匠肌之间	月经不调，遗尿，小便不利，腰骶痛引小腹
足五里	气冲穴直下 3 寸，内收长肌之外侧处	少腹胀痛，小便不利，阴挺，睾丸肿痛，嗜卧，四肢倦怠，颈疬
阴廉	气冲穴直下 2 寸，内收长肌之外侧处	月经不调，赤白带下，少腹疼痛，股内侧痛，下肢挛急
急脉	耻骨联合下缘中点旁开 2.5 寸股静脉之内侧	疝气，阴挺，阴茎痛，少腹痛，股内侧痛
章门	第 11 浮肋游离端之下	腹痛，腹胀，肠鸣，泄泻，呕吐，神疲肢倦，身;动，胸胁痛，黄疸，痞块，小儿疳积，腰脊痛
期门	锁骨中线第 6 肋间	胸胁胀满疼痛，呕吐，呃逆，吞酸，腹胀，泄泻，饥不欲食，胸中热，咳喘，奔豚，疟疾，伤寒热入血室

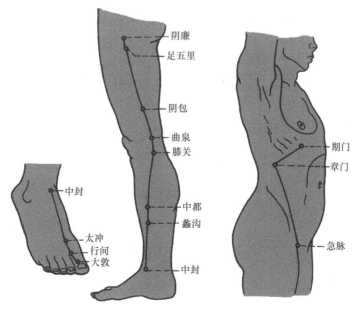

图 12　足厥阴肝经

13）任脉（表 13 和图 13）

表 13　任脉主要腧穴

任脉	位置	主治
会阴	肛门与阴囊（或大阴唇后联合）连线中点	溺水窒息，昏迷，癫狂，惊痫，小便难，遗尿，阴痛，阴痒，阴部汗湿，脱肛，阴挺，疝气，痔疾，遗精，月经不调
曲骨	前正中线耻骨联合上缘凹陷中	少腹胀满，小便淋沥，遗尿，疝气，遗精，阳痿，阴囊湿痒，月经不调，赤白带下，痛经
中极	前正中线脐下 4 寸	小便不利，遗尿不禁，阳痿，早泄，遗精，白浊，疝气偏坠，积聚疼痛，月经不调，阴痛，阴痒，带下，崩漏，阴挺，产后恶露不止，胞衣不下，水肿
关元	前正中线脐下 3 寸	中风脱证，虚劳冷惫，羸瘦无力，少腹疼痛，霍乱吐泻，痢疾，脱肛，疝气，便血，溺血，小便不利，尿频，尿闭，遗精，白浊，阳痿，早泄，月经不调，经闭，经痛，赤白带下，阴挺，崩漏，阴门瘙痒，恶露不止，胞衣不下，消渴，眩晕
石门	前正中线脐下 2 寸	腹胀，泄利，绕脐疼痛，奔豚疝气，水肿，小便不利，遗精，阳痿，经闭，带下，崩漏，产后恶露不止
气海	前正中线脐下 1.5 寸	绕脐腹痛，水肿鼓胀，脘腹胀满，水谷不化，大便不通，泄痢不禁，癃淋，遗尿，遗精，阳痿，疝气，月经不调，痛经，经闭，崩漏，带下，阴挺，产后恶露不止，胞衣不下，脏气虚惫，形体羸瘦，四肢乏力
阴交	前正中线脐下 1 寸	绕脐冷痛，腹满水肿，泄泻，疝气，阴痒，小便不利，奔豚，血崩，带下，产后恶露不止，小儿陷囟，腰膝拘挛
神阙	脐中	中风虚脱，四肢厥冷，尸厥，风痫，形惫体乏，绕脐腹痛，水肿鼓胀，脱肛，泄利，便秘，小便不禁，五淋，妇女不孕
水分	前正中线脐上 1 寸	腹痛，腹胀，肠鸣，泄泻，反胃，水肿，小儿陷囟，腰背强急
下脘	前正中线脐上 2 寸	脘痛，腹胀，呕吐，呃逆，食谷不化，肠鸣，泄泻，痞块，虚肿
建里	前正中线脐上 3 寸	胃脘疼痛，腹胀，呕吐，食欲不振，肠中切痛，水肿
中脘	前正中线脐上 4 寸	胃脘痛，腹胀，呕吐，呃逆，反胃，吞酸，纳呆，食不化，疳积，膨胀，黄疸，肠鸣，泄利，便秘，便血，胁下坚痛，虚劳吐血，哮喘，头痛，失眠，惊悸，怔忡，脏躁，癫狂，痫证，尸厥，惊风，产后血晕
上脘	前正中线脐上 5 寸	胃脘疼痛，腹胀，呕吐，呃逆，纳呆，食不化，黄疸，泄利，虚劳吐血，咳嗽痰多，癫痫
巨阙	前正中线脐上 6 寸	胸痛，心痛，心烦，惊悸，尸厥，癫狂，痫证，健忘，胸满气短，咳逆上气，腹胀暴痛，呕吐，呃逆，噎膈，吞酸，黄疸，泄利
鸠尾	前正中线脐上 7 寸	心痛，心悸，心烦，癫痫，惊狂，胸中满痛，咳嗽气喘，呕吐，呃逆，反胃，胃痛
中庭	前正中线胸骨体下缘	胸腹胀满，噎膈，呕吐，心痛，梅核气
膻中	前正中线两乳头连线中点	咳嗽，气喘，咯唾脓血，胸痹心痛，心悸，心烦，产妇少乳，噎膈，膨胀

任　脉	位　置	主　治
玉堂	前正中线平第 3 肋间	膺胸疼痛，咳嗽，气短，喘息，喉痹咽肿，呕吐寒痰，两乳肿痛
紫宫	前正中线平第 2 肋间	咳嗽，气喘，胸胁支满，胸痛，喉痹，吐血，呕吐，饮食不下
华盖	前正中线平第 1 肋间	咳嗽，气喘，胸痛，胁肋痛，喉痹，咽肿
璇玑	前正中线，胸骨柄中点	咳嗽，气喘，胸满痛，喉痹咽肿，胃中有积
天突	胸骨上窝正中	咳嗽，哮喘，胸中气逆，咯唾脓血，咽喉肿痛，舌下急，暴喑，瘿气，噎膈，梅核气
廉泉	喉结上方舌骨下缘凹陷	舌下肿痛，舌根急缩，舌纵涎出，舌强，中风失语，舌干口燥，口舌生疮，暴喑，喉痹，声哑，咳嗽，哮喘，消渴，食不下
承浆	颏唇沟正中凹陷中	口眼歪斜，唇紧，面肿，齿痛，齿衄，龈肿，流涎，口舌生疮，暴喑不言，消渴嗜饮，小便不禁，癫痫

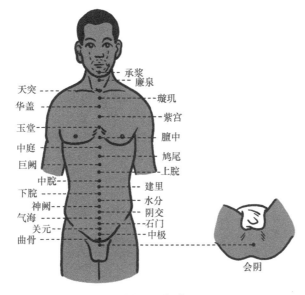

图 13　任脉

14）督脉（表 14 和图 14）

表 14　督脉主要腧穴

督　脉	位　置	主　治
长强	尾骨尖端与肛门连线之中点	泄泻，痢疾，便秘，便血，痔疾，癫狂，痫证，瘛疭，脊强反折，癃淋，阴部湿痒，腰脊尾骶部疼痛
腰俞	骶管裂孔中央	腰脊强痛，腹泻，便秘，痔疾，脱肛，便血，癫痫，淋浊，月经不调，下肢痿痹

续表

督　脉	位　　置	主　　治
腰阳关	$L_4 \sim L_5$	腰骶疼痛，下肢痿痹，月经不调，赤白带下，遗精，阳痿，便血
命门	$L_2 \sim L_3$	虚损腰痛，脊强反折，遗尿，尿频，泄泻，遗精，白浊，阳痿，早泄，赤白带下，胎屡坠，五劳七伤，头晕耳鸣，癫痫，惊恐，手足逆冷
悬枢	$L_1 \sim L_2$	腰脊强痛，腹胀，腹痛，完谷不化，泄泻，痢疾
脊中	$T_{11} \sim T_{12}$	腰脊强痛，黄疸，腹泻，痢疾，小儿疳积，痔疾，脱肛，便血，癫痫
中枢	$T_{10} \sim T_{11}$	黄疸，呕吐，腹满，胃痛，食欲不振，腰背痛
筋缩	$T_9 \sim T_{10}$	癫狂，惊痫，抽搐，脊强，背痛，胃痛，黄疸，四肢不收，筋挛拘急
至阳	$T_7 \sim T_8$	胸胁胀痛，腹痛黄疸，咳嗽气喘，腰背疼痛，脊强，身热
灵台	$T_6 \sim T_7$	咳嗽，气喘，项强，背痛，身热，疔疮
神道	$T_5 \sim T_6$	心痛，惊悸，怔忡，失眠健忘，中风不语，癫痫，瘛疭，腰脊强，肩背痛，咳嗽，气喘
身柱	$T_3 \sim T_4$	身热头痛，咳嗽，气喘，惊厥，癫狂痫证，腰脊强痛，疔疮发背
陶道	$T_1 \sim T_2$	头痛项强，恶寒发热，咳嗽，气喘，骨蒸潮热，胸痛，脊背酸痛，疟疾，癫狂，角弓反张
大椎	$C_7 \sim T_1$	热病，疟疾，咳嗽，喘逆，骨蒸潮热，项强，肩背痛，腰脊强，角弓反张，小儿惊风，癫、狂、痫证，五劳虚损，七伤乏力，中暑，霍乱，呕吐，黄疸，风疹
哑门	后正中线入发际上0.5寸	舌缓不语，音哑，头重，头痛，颈项强急，脊强反折，中风尸厥，癫狂，痫证，癔症，衄血，重舌，呕吐
风府	后正中线入发际上1寸	癫狂，痫证，癔症，中风不语，悲恐惊悸，半身不遂，眩晕，颈项强痛，咽喉肿痛，目痛，鼻衄
脑户	后正中线枕骨粗隆上缘凹陷处	头重，头痛，面赤，目黄，眩晕，面痛，音哑，项强，癫狂痫证，舌本出血，瘿瘤
强间	后正中线发际上4寸	头痛，目眩，颈项强痛，癫狂痫证，烦心，失眠，口歪
后顶	前后发际连线中点向后0.5寸	头痛，眩晕，项强，癫狂痫证，烦心，失眠
百会	后发际向上7寸	头痛，眩晕，惊悸，健忘，尸厥，中风不语，癫狂，痫证，癔症，瘛疭，耳鸣，鼻塞，脱肛，痔疾，阴挺，泄泻
前顶	头部中线入前发际3.5寸	癫痫，头晕，目眩，头顶痛，鼻渊，目赤肿痛，小儿惊风
囟会	头部中线入前发际2寸	头痛，目眩，面赤暴肿，鼻渊，鼻衄，鼻痔，鼻痈，癫痫，嗜睡，小儿惊风
上星	头部中线入前发际1寸	头痛，眩晕，目赤肿痛，迎风流泪，面赤肿，鼻渊，鼻衄，鼻痔，鼻痈，癫狂，痫证，小儿惊风，疟疾，热病

续表

督　脉	位　置	主　治
神庭	头部中线入前发际 0.5 寸	头痛，眩晕，目赤肿痛，泪出，目翳，雀目，鼻渊，鼻衄，癫狂，痫证，角弓反张
素髎	鼻尖	鼻塞，鼻衄，鼻流清涕，鼻中息肉，鼻渊，酒渣鼻，惊厥，昏迷，新生儿窒息
水沟	人中沟上中 1/3 交点处	昏迷，晕厥，暑病，癫狂，痫证，急慢惊风，鼻塞，鼻衄，风水面肿，歪僻，齿痛，牙关紧闭，黄疸，消渴，霍乱，瘟疫，脊膂强痛，挫闪腰疼
兑端	人中沟下端与红唇相交处	昏迷，晕厥，癫狂，癔症，口歪唇动，消渴嗜饮，口疮臭秽，齿痛，口噤，鼻塞
龈交	上唇系带与齿龈相交处	齿龈肿痛，口歪口噤，口臭，齿衄，鼻渊，面赤颊肿，唇吻强急，面部疮癣，两腮生疮，癫狂，项强

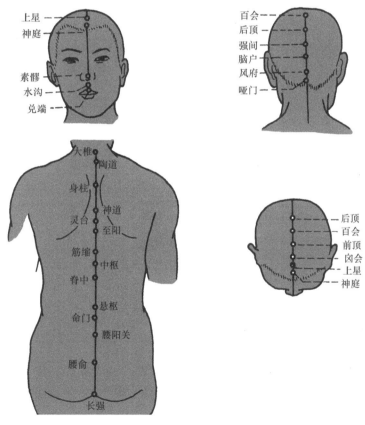

图 14　督脉

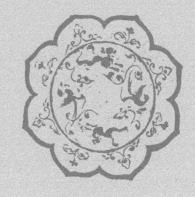

拔罐疗法

第一部分　拔罐疗法简介

一、拔罐疗法的概念

拔罐疗法是以各种罐为工具，即用罐口光滑平整、大小不等的竹罐、陶罐、玻璃罐等，利用乙醇棉球燃烧或者抽气等方法，将罐内的空气经高温清除掉而产生负压，迅速吸附于人体表面经穴或相关部位，使邪气从体表排出，从而达到预防和治疗疾病目的的一种外治疗法。

二、拔罐疗法的起源和发展

拔罐疗法历史悠久，在古代称之为"角法"或"角吸法"，用兽角吸拔，治疗疾病，故称之。

其文字记载，最早可见于汉代马王堆出土的帛书《五十二病方》，里面记有关于角法治疗痔疾的文字。在晋代医学家葛洪的《肘后备急方》中也明确提到了"角法"，并对在治疗疮疡脓肿时用其来吸血排脓，作了详细的描述。唐代王焘《外台秘要》，元代沙图穆苏《瑞竹堂经验方》，明代申斗垣《外科启玄》、陈实功《外科正宗》，清代赵学敏《本草纲目拾遗》等著作中也皆有关于拔罐技法的论述。唐代王焘在《外台秘要》中记述"患殗殜（现代肺结核）等病必瘦……若是此病……即以墨点上记之，取三节大青竹筒，长寸许，一头留节，无节头削令薄似剑，煮此筒子数沸，乃热出筒，笼黑点处按之，良久……当黄白赤水，次有脓出，亦有虫出者。数数如此角之，令恶物出尽，乃即除，当目明身轻也"。这是已知最早记载的竹罐制作和以水煮罐的吸拔方法及作用。宋代唐慎微《证类本草》也提到了"治发背，头未成疮及诸热肿痛以竹筒角之"。清代赵学敏在其所著的《本草纲目拾遗》中对拔罐疗法作了更为详细的描述，其曰："火罐，江右及闽中，皆有之，系窑户烧售，小如大人指腹大，两头微狭，使促口以受火气，凡患一切风寒，皆用此罐。以小纸烧见焰，投入罐中，即将罐合于患处，或头痛，则合在太阳、脑户或巅顶；腹痛合在脐上。罐得火气合于肉，即牢不可脱，须待其自落。患者自觉有一股暖气，从毛孔透入，少顷，火力尽则自落。肉上起红晕，罐中有气水出，风寒尽出，不必服药。治风寒头痛及眩晕、风痹、腹痛等症。"拔罐法在当时主要用于外科疮疡脓肿的吸血排脓，内科的肺痨、风湿等病的治疗。

拔罐疗法很早就传到了国外。大约在 6 世纪，其与针灸一起传入朝鲜，同时我国吴人知聪携带《名堂孔穴图》、《针灸甲乙经》等书东渡，介绍到日本，公元 17 世纪末传到欧洲。在非洲大陆亦有这一古老的方法，至今仍有不少民间医生在应用。

新中国成立以后，随着针灸事业的发展，拔罐疗法也同时得到了重视，在临床上广泛地运用。现代的中医教科书上，有了专门的拔罐疗法论述；大量的中医临床刊物上也常常有关于拔罐疗法治疗疾病的报道。

可以说，拔罐疗法也和针灸等其他疗法一样，将会日益受到欢迎，并被广泛地运用，成为多种疗法中的又一重要组成部分，发挥着它应有的防治疾病作用。

三、拔罐疗法的作用机制

拔罐疗法，依据于人体脏腑经络腧穴理论。外邪侵入人体，使经脉气机不利，脏腑功能失调，气血输布紊乱，这些都可导致种种疾病的发生。运用拔罐疗法，通过罐具吸拔人体体表经穴或经穴相关部位，使局部发红充血，并通过温热作用和机械性负压刺激，可以使机体阳气振奋，经脉温通；气机调理，血气疏通；虚补偏纠，正扶邪祛。从而脏腑和谐，阴阳平衡，人体健康无病。

四、拔罐疗法的常用种类和操作方法

拔罐有很多种类，使用的方法也不一样。其中常用的有抽气罐法、电动罐法、火罐法、水罐法、药罐法、针罐法、灸罐法；采用的方式有单罐法、多罐法；有闪罐法、走罐法、留罐法等。使用的罐具亦有多种，但通常使用的是现代工艺制作的玻璃罐。

（一）罐具（见图 15）：

玻璃罐，一般从小到大共分为 5 个型号，其形如球状，下端开口，口小肚大。其优点是罐口光滑，质地透明。

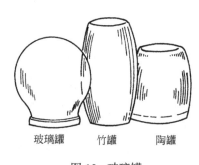

玻璃罐　竹罐　陶罐

图 15　玻璃罐

型号　1 号罐：最小，多用于面部、四肢、骨边等肌肉面积较小的部位。

2 号罐：多用于面部、颈部、四肢或小儿。

3 号罐：可用于胸腹部、背部及四肢肌肉较多的部位，在临床其使用最多。

4 号罐：多用于腹部、背部、臀部、大腿等部位，在临床使用也较多。

5 号罐：最大，多用于背部及臀部，肌肉肥厚较多的部位。

（二）种类和操作方法

1. 火罐法

火罐法这里专指用火力排气，形成负压吸拔的罐法。为临床上最常用的一种方法。

（1）投火法　将小纸片或乙醇棉球点燃后，迅速投入罐底，立即将罐扣在应拔的部位上，即可吸住。此法多用于侧面横拔部位（图 16）。

（2）贴棉法　将蘸有适量乙醇的小块棉片，贴于罐内上中段，点燃后速扣在选定的部位上即可。此法较适用于侧面横拔部位。

（3）闪火法　用镊子或血管钳夹住乙醇棉球，亦可用粗铁丝一端缠上棉球做成点火棒，点燃乙醇棉球后，伸进罐内，在底部或中部旋转一圈迅速退出，再速将罐子扣在应拔的部位上。注意操作动作要快，灌口与应拔部位的距离不宜太远。本法临床使用较多，适用于任何体位（图17）。

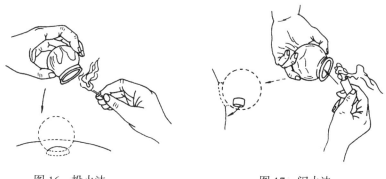

图16　投火法　　　　　　　　　　图17　闪火法

（4）滴酒法　先在罐内中部与底部滴上数滴乙醇，将罐横转1～3周，速将乙醇点燃，快速扣于穴位上。适用于任何体位。

（5）架火法　用一块不易燃烧且传热慢的块状物（如胶木盖、姜片、蒜片、木片、核桃皮、新鲜橘皮等）放在应拔部位上，上置小乙醇棉球，点燃后速将火罐扣上。此法吸力较强，适用于俯卧、仰卧时大面积部位及四肢肌肉丰厚的平坦部位。

2. 水罐法

水罐法是指拔罐时配合用水的拔罐方法。根据用水途径的不同，分为贮水罐、水煮罐、水蒸气罐。玻璃罐和抽气罐，适用于拔贮水罐；竹罐和陶罐，适用于拔水煮罐和水蒸气罐。其造成负压的吸引方法及其操作如下：

（1）贮水拔罐法

1）罐内装入约1/3的温水，再将纸或乙醇棉球点燃，趁火焰最旺时投入罐内，迅速将罐紧扣在拔罐穴位。此法适用于侧位。若需拔不在侧面的部位时，可先让患者暂时取侧位，待罐拔上后再恢复正常体位，但转体时应小心，以免使罐松动，温水外溢。

2）抽气罐内装入约1/3～1/2的温水，再将罐底紧压在应拔部位，抽去罐内空气即可，亦可用空罐按在需拔部位上，先注入温水，然后抽尽空气。

（2）水煮拔罐法　将竹罐或陶罐放入煮沸的水中2～3分钟，再将罐口朝下取出，甩去水珠后乘热按压在应拔部位上；如罐口温度过高，可用折叠的湿毛巾捂一下罐口再拔。

（3）水蒸气拔罐法　先让水在壶内煮沸，当水蒸气从壶嘴大量喷出时，将罐口套入壶嘴5秒钟左右，迅速取下扣在应拔部位上即可。此法适用于口径较小的罐具。

3. 药罐法

药罐法分煮药罐和贮药罐两种。先将选用的药物装入袋内放入水中煮至适当浓度，再将竹罐投入药汁内煮10～15分钟，再按水罐法操作，此为煮药罐法。在抽气罐内装入约半瓶药液，再按抽气贮水拔罐法操作，亦可在罐内装入1/3左右的药液，再按火罐法（投火法）操作，此为贮药罐。

4. 针罐法

先在穴位上针刺，待施毕补泻手法后，将针留在原处，再以针刺为中心拔上火罐即

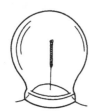

图 18　针罐法（坐罐法）

可（图 18）。此法也称带针坐罐法。

5. 刺血拔罐法

先在一定部位用三棱针、毫针或皮肤针等点刺出血，再以闪火法将火罐拔上。如果与药罐结合称为药罐刺血法。

6. 抽血罐法

多用注射后的青、链霉素空瓶，其原瓶口铝盖不要弄断，用砂轮磨去瓶底，再将口缘打磨光滑，检查无锐边即可使用。使用时先将制备好的抽气罐紧扣穴位上，用注射针头穿透橡皮塞，抽出瓶内的空气，产生负压便能吸拔。

7. 电动罐法

电动罐是采用现代真空、磁、红外线（热）等技术研制的拔罐器具，以电动形成负压，吸拔于人体经穴部位上。使用方法简单易行（但价格较贵）。

（三）应用罐法的方式

临床上拔罐，采用的方式有多种，其常用的介绍如下：

1. 单罐法

单罐法用于病变部位范围较小的需拔部位，如压痛点或穴位等。可应用上述各种拔罐方法吸拔。

2. 多罐法

多罐法多用于病变范围较广泛或呈线状、带状的疼痛区。使用两个以上至数十个罐具。两个罐口之间的距离为 1～7cm 不等。本法又称排罐法，分疏排、密排和散罐。临床应根据患者的症状、病变部位、范围、体质和耐受力等灵活使用。

3. 闪罐法

闪罐法，即罐具拔上后又立即取下，反复进行，吸拔至皮肤潮红发热为止。多选择闪火法吸拔。

4. 留罐法

留罐法，即罐具吸拔稳妥后，留置 5～15 分钟，如欲拔瘀血，时间可稍延长，但一般不超过半小时。相对来说，罐大（吸拔力大）、夏季或体弱肤薄者，留罐时间宜短。

5. 走罐法

走罐又称推罐或行罐。操作前，先在罐口或吸拔部位薄涂一些润滑剂如液体石蜡、凡士林（也可根据患者的病情和部位的大小选用风油精、红花油、止痛消炎软膏、药酒等外搽），便于滑动。吸拔后，用左手按住罐具前部皮肤，右手握住罐底平推或稍倾斜推，做前、后、左、右方向移动，此时走罐部位皮肤可见潮红、深红或起丹痧点，治疗即告结束。本法以选用口径较大、罐口壁较厚且光滑的玻璃罐最为适宜。多用于胸背、腰骶、腹部、大腿等部位。

五、拔罐疗法应用时的注意事项

（1）选择正确的体位和姿势，患者一般为俯卧位，医者之姿势以顺手为佳。

（2）拔罐时，根据所拔经穴部位的面积大小、肌肉厚薄，采用不同型号的罐具应用。

（3）操作时，手法要稳准、轻盈、熟练，用棉球蘸乙醇时切记小心，以免引起意外，造成烧烫伤。

（4）闪罐注意火势大小，走罐注意瓶口光滑与否，留罐注意时间不能过长。若皮肤产生水泡，用消毒过的针具将其挑破，使水液流出，涂上龙胆紫药水。

（5）留罐期间当注意患者的反应，若有不良反应，轻者取罐，或平卧或饮热饮；重者可针刺人中、内关等穴急救。

（6）取罐时，一手在罐旁轻压皮肤，另一手握住罐具，使罐具与皮肤稍分离，放入少许空气，罐具即可随手取下。不可生拉硬拽，使皮肤受伤。

（7）刺血拔罐，小心谨慎。年老体弱、久病体虚、孕妇小儿应用时，不可过分刺血。刺血后注意消毒，以防感染。

六、拔罐疗法的适应证和禁忌证

（一）适应证

随着医疗实践的发展，拔罐的适应证，早已从早期的疮疡发展到用于内、外、妇、儿等各种病证，能治疗的一般常见病、多发病已达百种之多。如感冒、咳嗽、哮喘、中暑、呕吐、呃逆、泄泻、痢疾、便秘、眩晕、失眠健忘、惊悸怔忡、汗证、肺痈、黄疸、水肿、积聚、淋证、癃闭、消渴、遗精、阳痿、疝气、中风、面瘫、头痛、胸痹、胃痛、腹痛、胁痛、腰痛、痹证、痿证、疟疾、坐骨神经痛、三叉神经痛、颈椎病，以及妇科、儿科、外科等多种疾患都可以列入拔罐疗法适应证的范围。

（二）禁忌证

（1）对高热抽搐、心脏病、精神病发作者，不宜拔罐。

（2）对毛细血管壁薄、脆、易出血者，不宜拔罐。

（3）孕妇的腰骶部和腹部，不宜拔罐。

（4）皮肤过敏、大面积溃疡破损处不可拔罐。

（5）对皮下有不明肿物及骨折部位不宜拔罐。

（6）女性在月经期间不宜拔罐。

（7）受术部位有疝史者，不宜拔罐。

（8）眼、口、鼻、耳、乳头、前后二阴等各部位，不宜拔罐。

七、三棱针与梅花针

（一）三棱针

三棱针头部呈三角形，针尖锐利，多用不锈钢制作而成（图19）。

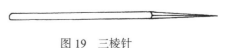

图19　三棱针

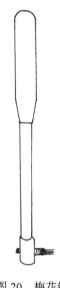

图 20　梅花针

适应范围：发热病，精神失常，咽喉肿痛，局部皮肤充血、肿胀等。

操作方法：在选定的经穴上刺入 0.5～1 分，点刺或散刺，以浅刺出血为度。

注意事项：针刺出血时，宜轻宜浅，不可用力过猛。出血量应根据病情而定。体弱病虚、老年、孕妇及有出血倾向的患者，均不宜刺血、放血。

（二）梅花针

梅花针又称七星针，是用于皮肤表面叩击浅刺的一种治疗针具。其形似莲蓬状针盘，上嵌有针锋平齐的 7 支不锈钢短针，一端连有长 5～6 寸长的针柄图 20。

适应范围：用在皮肤表面上浅刺，用于头痛、眩晕、失眠、胃肠病、妇科慢性疾患等。此针具更适用于妇女、儿童及惧怕疼痛患者。

操作方法：手握针柄，运用腕部弹力按一定路线或一点叩击。

第二部分　病 证 治 疗

感　冒

❖ **主穴**　风门、风府、风池、大椎、大杼、列缺、合谷

　　配穴　风热加曲池、外关；头痛加太阳；咳嗽加尺泽；鼻塞加迎香。

　　方法　先用三棱针点刺或毫针浅刺大椎、风门穴，后用较大口径的罐具，于脊柱两旁的风府、风门、大杼及大椎穴，实施闪罐或走罐法，从上至下，反复多次，亦可留罐15～20分钟。余穴可用针刺10～15分钟。

❖ **主穴**　大椎

　　方法　先用三棱针点刺大椎穴放血，后加拔罐，吸拔该穴15～20分钟。每日或隔日1次。

咳　嗽

❖ **主穴**　肺俞、尺泽、列缺、合谷、中府、膏肓

　　配穴　外感发热加曲池、外关；中虚不足加脾俞、中脘、足三里；痰多加丰隆，太渊。

　　方法　先针刺中府、膏肓、中脘、脾俞可选用大口径罐，余者可用中、小口径玻璃罐拔，每次15～20分钟或针刺。

❖ **主穴**　大椎、风门、肺俞

　　方法　先用毫针浅刺上穴，后用罐具，闪火拔罐法，分别用于大椎、双侧风门、双侧肺俞，留罐5～10分钟。此用于风寒咳嗽型。

哮　喘

❖ **主穴**　肺俞、膏肓、身柱、列缺、合谷、尺泽、天突、定喘、大椎

　　配穴　肺虚加太渊、足三里；肾虚加气海、膻中；痰热加鱼际、曲池。

　　方法　用大口径罐具吸拔背部各穴位15～20分钟，膻中拔5～10分钟，余者可用小口径罐拔10～15分钟，亦可用手指点按压天突穴3～5分钟。以上可先针刺后火罐拔，疗效更好。

❖ **主穴**　大椎、肺俞、天突、列缺、足三里

　　方法　先用毫针针刺5～10分钟，后加罐具吸拔15～20分钟，日1次，5～10次为1疗程。

中　暑

❖ **主穴**　脊背两侧足太阳膀胱经部位、肘窝、腘窝

配穴　头痛加太阳、头维；呕恶加内关、中脘；昏迷加人中、百会；抽搐加太冲、合谷。

方法　用大口径罐对背部脊柱两旁闪罐或走罐，由上至下，反复多次，以局部出现红紫为佳。吸拔肘窝、腘窝处，留罐3～5分钟，太阳、人中、百会可用手指点按，反复多次，余者留罐5分钟。

❖ 主穴　大椎、命门、曲泽、委中

方法　三棱针点刺大椎、曲泽、委中穴，放血少许，加罐拔各穴3～5分钟。

呕　吐

❖ 主穴　大椎、大杼、膻中、中脘、足三里、内关、公孙

配穴　食滞加天枢；痰多加丰隆；脾虚加脾俞、胃俞、足三里；肝气犯胃加太冲。

方法　大口径罐吸拔背部及胸腹部穴10～15分钟，小口径罐吸拔足三里、内关穴10～15分钟，用手指点按压公孙、太冲穴数次，每次3～5分钟。

❖ 主穴　中脘、内关、足三里、脾俞、胃俞

方法　先针刺各穴10～15分钟，后加罐具吸拔10～15分钟。每日1次。

呃　逆

❖ 主穴　大椎、天柱、膻中、梁门、内关、三焦俞

配穴　中虚不足加中脘、足三里、气海；阴虚肾亏加肾俞、太溪；肝郁痰多加太冲、丰隆。

方法　大口径罐吸拔大椎、肾俞、三焦俞及胸腹部穴位，用中、小口径罐吸拔足三里、丰隆、内关，留罐均为10～15分钟，用手指点按压太溪、太冲穴数次，每次3～5分钟。

❖ 主穴　膈俞、中脘、膻中

方法　毫针刺上三穴5分钟，后加罐具吸拔5～15分钟。每日1次。

泄　泻

❖ 主穴　大椎、膏肓、天枢、中脘、足三里、上巨虚、阴陵泉、内关

配穴　脾虚胃弱加脾俞、胃俞；肾虚加肾俞。

方法　每次选穴3～5个。上穴分组交替使用，用拔罐法吸拔各穴10～15分钟。每日1次，10次为1疗程。

❖ 主穴　脾俞、胃俞、大肠俞、天枢、足三里

方法　针刺各穴10～15分钟，并加罐具吸拔亦10～15分钟。每日1次。

痢　疾

❖ 主穴　天枢、上巨虚、足三里、合谷、关元、大肠俞、大椎

配穴　湿热重加曲池、内庭、阴陵泉；寒湿重加中脘、气海、三阴交；脾虚久痢加

脾俞、胃俞；里急后重加长强、中膂俞。

方法　每次选穴 3～5 个，以不同口径罐吸拔不同穴位 10～15 分钟。隔日拔罐 1 次。

❖ 主穴　肚脐周围 1cm

方法　患者仰卧，于脐周围 1cm 处，用消毒过的三棱针刺入皮下，使出血，后加拔罐，留罐 10～15 分钟，每日 1 次。此治疗急性菌痢。

便　秘

❖ 主穴　天枢、中脘、大肠俞、上巨虚、支沟、足三里

配穴　热秘加曲池、合谷；气滞加行间、中脘；气血虚加关元、气海、脾俞、胃俞。

方法　每次选穴 3～5 个，罐具吸拔各穴 15～20 分钟。隔日拔 1 次，10 次为 1 疗程。

❖ 主穴　大肠俞、中髎、上巨虚、列缺、照海

方法　三棱针或毫针刺大肠俞、中髎，后加罐拔 10～15 分钟，余穴针刺补法 10～15 分钟，每日 1 次，5～10 次为 1 疗程。此用于阴虚便秘。

眩　晕

❖ 主穴　风池、百会、大椎、太阳、印堂、合谷

配穴　虚证加足三里、三阴交、肾俞；肝阳上亢加太冲；痰多加丰隆。

方法　先用毫针刺各穴 5～10 分钟，后加罐具吸拔针刺之穴，每次 10～15 分钟，后用手指按揉百会、风池、太阳、印堂、太冲等穴 3～5 分钟，每日可多次按揉之。

❖ 主穴　大椎、大杼、膏肓、神堂、风池、百会、足三里

配穴　气血不足加脾俞、气海；肾虚加肾俞、太溪；痰湿内盛加丰隆。

方法　分别用大、中口径罐，先吸拔背部穴位，后拔其他穴位，背部穴位 15～20 分钟，其他穴位 10～15 分钟，加手指按揉百会、气海穴 3～5 分钟，多次按揉之。

痫　病

❖ 主穴　长强、会阳

方法　先用三棱针点刺长强、会阳穴，后加拔罐，吸拔至局部无淡黄色黏液为止。一般每次治疗上下反复 3～5 次，1 周施行 2 次。

附：药物外用

• 吴茱萸 60g。将药研细末，填入脐窝中。3 日换 1 次。

失眠健忘

❖ 主穴　大椎、心俞、肺俞、脾俞

方法　用推罐法治疗。用大口径罐实施背部俞穴上，从肺俞到脾俞推罐，使皮肤充血，罐具留拔两侧心俞上，15 分钟后取大椎吸拔，留罐 10～15 分钟。此用于心脾两虚

之失眠、健忘。

❖ 主穴　肝俞、肺俞、大椎

方法　推罐法。取肺俞到肝俞，自下向上推罐，至皮下瘀血，再用罐具吸拔双侧肝俞穴，15 分钟后取大椎吸拔，使之瘀血，留罐 5 分钟。此用于肝郁气滞之失眠、健忘。

❖ 主穴　肺俞、肾俞、大椎

方法　从肺俞到肾俞拔罐，使皮下充血，将罐具吸拔两侧肾俞上，留罐 10 分钟，后取大椎穴吸拔，留罐 15 分钟，使皮下充血。隔日 1 次，10 次为 1 疗程。此用于心肾不交之失眠健忘。

以上治疗时间以下午为宜。

惊悸怔忡

❖ 主穴　大椎、大杼、天柱、内关、神门、郄门、心俞、膻中

配穴　痰火内扰加丰隆、三阴交；水饮内停加脾俞、膀胱俞、三焦俞。

方法　先用大口径罐吸拔背部大椎、大杼、各俞穴，后吸拔胸部膻中穴，其他穴位用中、小口径罐吸拔，用手指重按内关穴，手指按压神门穴。拔罐 15～20 分钟，指按、捏 3～5 分钟。

❖ 主穴　大椎、风门

方法　用大口径罐吸拔大椎、风门穴，走罐，上下往返数次，用力强刺激。

汗 证

❖ 主穴　大椎、大杼、肺俞、心俞、神阙、关元、合谷、阴郄、复溜

配穴　外感邪气加风池、列缺；面赤有热加曲池、外关；心悸少寐加神门、三阴交；劳倦内伤加气海、足三里。

方法　每次选穴 3～5 个，罐具吸拔 10～15 分钟，可用手指点按风池、列缺、神门、外关、三阴交、阴郄、复溜、合谷等穴，每穴 3～5 分钟，反复多次行施。每日拔罐 1 次，10 次为 1 疗程。

附：药食调理

• 浮小麦 30g，糯稻粳米 30g。将二味以水煎成一大碗，去渣取汁，1 日分 2 次饮服。

肺 痈

❖ 主穴　大椎、大杼、膏肓、神堂、肺俞、膈俞、孔最、足三里

方法　拔罐，每穴 10～15 分钟。每日或隔日拔 1 次，10 次为 1 疗程。

附：药食调理

• 桃仁 15g，冬瓜子仁 25g，桔梗、甘草、丹皮各 10g。将药加水煎煮，去渣取汁，温服。每日 1 剂，分 2 次服。

吐 衄

❖ **主穴** 风池、上星、迎香、郄门、大陵、合谷、二间、鱼际、厉兑、上脘

配穴 肺热加少商；胃热加内庭；阴虚加太溪。

方法 三棱针点刺少商放血，上脘、郄门拔罐10～15分钟，余穴既可针刺10～15分钟，又可手指点按压，每穴3～5分钟。

附：药食调理

• 鲜侧柏叶不拘多少。将药炒黑存性，研为细末，装瓶备用。每用时，取药末3g，以米汤送服。1日4次。

黄 疸

❖ **主穴** 阳陵泉、胆俞、至阳、阳纲、阴陵泉、三阴交、内庭、太冲、足三里

配穴 呕恶加公孙、内关；便秘加天枢、大肠俞。

方法 每次选穴3～5个或4～6个，以不同口径罐作用于不同部位腧穴，每次留罐吸拔15～20分钟或10～15分钟。隔日1次或3日1次拔疗。

❖ **主穴** 大椎、阳纲、阴陵泉、太冲、期门、足三里

方法 先用三棱针点刺大椎、阳纲穴，后用闪火拔罐法拔点刺穴5～10分钟，余穴针刺或手指点压，每日或隔日1次。此治急性黄疸。

水 肿

❖ **主穴** 肺俞、脾俞、三焦俞、肾俞、水分、气海、足三里、三阴交、合谷

配穴 面部肿胀加水沟；四肢肿大加偏历、阴陵泉。

方法 水沟、三阴交、合谷、偏历既可针刺又可手指点按，针刺留针10～15分钟，手指点按3～5分钟，余穴用拔罐法，每次留罐10～15分钟或15～20分钟。

附：药食调理

• 赤小豆50g。将药研为极细末，装瓶备用。每用时，取药末10g，温开水冲服。1日3次。

积 聚

❖ **主穴** 大椎、大杼、气海至中极、八髎、三阴交、蠡沟、中都、太冲、行间、交信

方法 上穴可分组交替运用，每次选3～5穴拔罐10～15分钟；可针刺或手指点按八髎、行间、太冲、交信等穴。气海至中极可行走罐法。

附：药食调理

• 五灵脂500g。每用药时取50g，以水煎煮数沸，去渣取汁，饮服。1日1次。

淋　证

❖　**主穴**　肺俞、三焦俞、大肠俞、关元俞、膀胱俞、中极、气海、水道、曲泉、阴陵泉、太溪、太冲

　　配穴　热淋加三阴交、内庭；石淋加水泉；血淋加血海；气淋加气海；膏淋加脾俞、肾俞。

　　方法　根据不同淋证选穴拔罐，每次选3～5穴，拔罐10～15分钟。每日1次，10次为1疗程。其中太溪、水泉、太冲、内庭等穴既可针刺亦可用手指点按压。

　　附：药食调理

　　• 丝瓜络1根，黄酒适量。将丝瓜络烧存性，并研细末。每服4.5g，黄酒送服。

癃　闭

❖　**主穴**　中极、曲骨、阴陵泉、三阴交、足三里、气海

　　配穴　阴虚火衰加肾俞、脾俞；湿热下注加膀胱俞、三焦俞。

　　方法　针刺加拔罐法。先用毫针针刺所选穴位，留针10～15分钟，取针后加罐具吸拔各穴位，留罐10～15分钟。腹部气海穴可平行吸拔3个火罐。

❖　**主穴**　天枢、关元、足三里、三阴交、太冲

　　方法　先毫针针刺各穴，留针10～15分钟，取针后加罐吸拔10～15分钟。隔日1次，10次为1疗程。

消　渴

❖　**主穴**　肺俞、脾俞、肾俞、三阴交、足三里、曲池

　　配穴　上消加鱼际、复溜；中消加中脘、内庭；下消加关元、太冲。

　　方法　罐具吸拔，先拔背部穴位，后拔其他部位腧穴，每穴10～15分钟，鱼际、内庭、太冲等穴可用手指点按压数次，每穴3～5分钟。

　　附：药食调理

　　• 山药25g，黄连10g。将药以水煎服。每日1次，分2次服。

遗　精

❖　**主穴**　膏肓、神堂、肾俞、八髎、志室、气海至关元，大赫

　　配穴　梦遗加心俞、神门、内关；滑精加太溪、三阴交、足三里。

　　方法　拔罐各穴，气海至关元走罐治疗，神门、内关、太溪、三阴交可针刺亦可用手指点按压治疗。每日或隔日1次，10次为1疗程。

❖　**主穴**　中极、关元、气海、大赫、神阙

　　方法　拔罐各穴，前四穴留罐15分钟，神阙留罐5分钟。每日1次。

阳痿

❖ **主穴**　中极、关元、气海、三阴交、曲骨、大赫、命门

　　配穴　肾虚加肾俞、太溪、次髎；心脾两虚加心俞、脾俞、足三里；湿热下注加三阴交、阳陵泉。

　　方法　每次选穴3~5个，罐具吸拔10~15分钟，用手指点按压次髎穴3~5分钟。每日拔或隔日拔，10次为1疗程。

❖ **主穴**　关元、气海、曲骨、命门

　　方法　拔罐各穴，每穴留罐15分钟。每日1次，10次为1疗程。

疝气

❖ **主穴**　大椎、大杼、膏肓、神堂、关元、三阴交、太冲、大敦

　　配穴　寒疝加归来；湿热疝加曲泉、阴陵泉；狐疝加三角灸。

　　方法　针刺或手指点按太冲、大敦、三阴交穴，余穴用拔罐法吸拔，每穴10~15分钟。每日1次，10次为1疗程。

　　附：药食调理

● 龙眼核700g，黄酒适量。将龙眼核烤干，研细末。每次取10~15g，黄酒少许送下。每日1~2次，连服月余。

中风

❖ **主穴**　大椎、大杼、膏肓、神堂、巨骨、天井、曲垣、秉风、肩髃、肩髎。

　　方法　先用梅花针叩刺3~5次，以每区出现10余滴血为度，再用大口径罐实施闪火法拔罐，出血量1~2ml，隔日1次。此治偏瘫性肩痛。

❖ **主穴**　曲池、尺泽、委中、委阳、阳交、足三里

　　配穴　阿是穴

　　方法　每次上、下肢各取2个主穴，配以阿是穴，消毒，用三棱针或毫针点刺穴位处较明显的静脉血管使出血，后加拔罐5~10分钟。2周实施1次。此治中风后遗症。

面瘫

❖ **主穴**　太阳、阳白、四白、攒竹、下关、颊车、地仓、合谷

　　方法　先用三棱针点刺或5分毫针浅刺相关穴位3~5次，至皮下微出血，亦可透刺面部穴位，后用罐具拔10~15分钟，亦可用闪罐法治疗，反复数次，日实施1~2次。

❖ **主穴**　面部穴位合谷

　　方法　面部各穴多针透刺，得气后反复提插2~3次，留针10~15分钟，出针后在

患部实施闪罐法。闪罐法可 1 日施用 1～2 次。实施闪罐法时注意安全。

头　痛

❖ **主穴**　太阳、头维、曲鬓、丝竹空、率谷、阿是穴、外关、阳陵泉

　　方法　先用三棱针点刺或 5 分毫针浅刺所选穴位 3～5 个，后加罐具吸拔穴位，拔出瘀血 2ml。每日施行 1 次。此治偏头痛。

❖ **主穴**　太阳、印堂、阳白、大椎、风池

　　配穴　风寒者加外关；风热者加曲池；肝气犯上者加太冲。

　　方法　用三棱针点刺各主穴 3～5 下，用闪火罐吸拔各点刺之穴位，反复多次。每日施行之。

胸　痹

❖ **主穴**　心俞、厥阴俞、郄门、内关、神堂、膻中、三阴交、足三里

　　配穴　痰浊内壅加丰隆；瘀血阻滞加膈俞。

　　方法　选 3～5 个穴，罐具吸拔 10～15 分钟，以皮下红紫为佳。日 1 次，10 次为 1 疗程。膈俞、心俞、厥阴俞可用毫针浅刺出血。

　　附：药食调理

• 瓜蒌 1 枚，薤白 12g，白酒适量。将瓜蒌捣，合与薤白，加水煎服。每日 1 剂，分 2 次服。

胁　痛

❖ **主穴**　肝俞、胆俞、期门、章门、日月、内关、太冲

　　配穴　肝气郁结加行间；外伤闪挫加膈俞。

　　方法　行间、太冲、内关可针刺或手指点揉按压，余穴拔罐各 10～15 分钟。每日 1 次，10 次为 1 疗程。

❖ **主穴**　肝俞、脾俞、阳陵泉、中脘、足三里

　　方法　拔罐法。先针刺各穴 10～15 分钟，取针加罐吸拔 10～15 分钟。日行 1 次。

胃　痛

❖ **主穴**　脾俞、胃俞、中脘、内关、公孙、梁门、梁丘、足三里

　　配穴　脾胃虚弱加章门、气海；肝气犯胃加太冲、期门。

　　方法　根据穴位所在部位不同，运用口径大、小不等的罐具吸拔，一般留罐 10～15 分钟。隔日拔 1 次，5～10 次为 1 疗程。此用于胃虚寒凝气滞型胃痛。

❖ **主穴**　中脘、内关、足三里、阴陵泉、三阴交、内庭

　　方法　先用三棱针点刺内庭穴放血，后针刺其他穴 10～15 分钟，泻法强刺激，取针后拔罐 15～20 分钟。此用于湿热中阻型胃痛。

腹　痛

❖ **主穴**　胃俞、大肠俞、中脘、天枢、关元、梁丘、足三里

　　配穴　脾阳不振加脾俞、气海；食滞内停加内庭、厉兑；少腹痛甚加三阴交。

　　方法　针刺拔罐法。针刺内庭、三阴交、厉兑穴，亦可用手指点按压 3～5 分钟，余穴用罐具吸拔各 10～15 分钟。每日 1 次。

　　附：药食调理

- 五灵脂、泡姜各 10g。将药共研为细末，以热酒冲服。

腰　痛

❖ **主穴**　命门至腰阳关、肾俞至腰眼。委中、委阳、昆仑

　　配穴　寒湿盛加阴陵泉、三阴交；劳损腰痛加膈俞、三阴交；慢性腰痛加太溪、志室。

　　方法　走罐命门至腰阳关、肾俞至腰眼，反复多次，留罐委中、委阳、至室、膈俞 10～15 分钟，针刺或手指点按压太溪、昆仑、阴陵泉、三阴交各 3～5 分钟。每日或隔日 1 次。

　　附：药食调理

- 威灵仙 10g。将药以水煎数沸，去渣取汁，温服。此用于风湿腰痛。

痹　证

❖ **主穴**　大椎、天柱至肩井、大杼、膏肓、神堂、膈俞、肾俞、关元俞

　　配穴　风寒湿痹加血海、足三里、阴陵泉；风湿热痹加曲池、外关、合谷；上肢痹痛加肩髃、肩髎、肩贞、曲池、手三里、阳池、大陵；下肢痹痛加环跳、委中、犊鼻、足三里、解溪、昆仑；腰脊背部痹痛加脊椎部位穴、身柱、命门、腰阳关。

　　方法　所选相关部位经穴行走罐及留罐法。走罐法，从上至下，反复多次，留罐法，每次 15～20 分钟，经穴部不易留罐或行罐者，可用针刺法或手指点按压法治疗。

痿　证

❖ **主穴**

　　上肢痿：大椎、肩髃、曲池、合谷、阳溪、内关

　　下肢痿：伏兔、梁丘、足三里、承山、昆仑、解溪

　　配穴　肺热加尺泽、曲池；湿热加脾俞、阴陵泉；肾虚加肾俞、太溪。

　　方法　每次选 3～5 穴，罐具吸拔，大口径罐用于肌肉厚实之穴位，中、小口径罐用于肌肉薄瘦之穴位，留罐 15～20 分钟，阳溪、解溪、昆仑等穴可用手指按揉 3～5 分钟，反复多次。

❖ **主穴**

　　上肢痿痹：大椎、肩关节、肘关节、腕关节

　　下肢痿痹：肾俞、命门、髋关节、膝关节、踝关节

方法 以上穴位及各关节穴位亦可先用针刺法，后加罐具吸拔 15～20 分钟，以皮下红紫出血为度。每日拔或隔日拔，10 次为 1 疗程。长期坚持治疗。

疟 疾

❖ 主穴 大椎至陶道、风池至肩井、大杼、膏肓、神堂、间使、后溪
配穴 热盛加一二个井穴；痰湿加丰隆；体虚加足三里。
方法 走罐大椎至陶道、风池至肩井、至大杼、至膏肓、至神堂，反复多次，留罐丰隆、足三里 10～15 分钟，针刺或手指点按间使、后溪 3～5 分钟，三棱针点刺井穴放血。病发作前或发作时使用。

❖ 主穴 陶道、大椎、身柱
方法 刺血拔罐法。用三棱针点刺各穴，或七星针叩刺，后加拔罐、留罐 10～15 分钟。亦或用闪火罐法，闪火拔罐所刺之经穴。每日 1 次。

坐骨神经痛

❖ 主穴 环跳、秩边、阳陵泉、委中、阿是穴
配穴 原发性加承山、悬钟；继发性加腰 4～5 夹脊、关元俞、大肠俞。
方法 先用毫针点刺或浅刺各穴，后加拔罐 15～20 分钟。每日 1 次，10 次为 1 疗程。

❖ 主穴 环跳、秩边、委中、申脉
方法 先用毫针点刺或浅刺，旋即加拔罐 5～10 分钟，后局部敷以白及粉防止感染。

三叉神经痛

❖ 主穴 大椎、风池、合谷；下关、颊车、四白、禾髎、太阳、阳白、颧髎、巨髎
方法 每次选穴 3～5 个，均取患侧穴位，先用三棱针点刺或 5 分毫针浅刺，使微出血，后用适中口径罐具吸拔相应穴位，出血 2～3ml 即可取下。每日 1 次。

附：药食调理

• 白芷 10g。将药以水煎煮数沸，去渣取汁，饮服。每日 1 剂，分 2 次服用。

漏肩风

❖ 主穴 肩三针、臂臑、曲池
配穴 上举困难加商阳；后伸艰难加中渚。
方法 先用毫针浅刺各穴，后用罐具吸拔 10～15 分钟。每日 1 次，10 次为 1 疗程。

❖ 主穴 肩髃、肩髎、肩贞、极泉、肩髎、臑会、曲池、少海
方法 肩臂部用大口径罐，其他部位用适当口径罐吸拔相应穴位，每次 10～20 分钟，或用闪火罐法，反复吸拔多次，以皮肤潮红为度。每日 1 次，10 次为 1 疗程。

❖ 主穴 压痛点（肩部）

方法　取肩部压痛点 1～3 处，用三棱针点刺后加用拔罐法吸拔 1～3ml 血液。

骨　痹

❖ 主穴　大椎、大杼、风门、风池、肩髃、曲池

　　方法　先三棱针点刺大椎各穴，微出血，或用七星针叩刺大椎穴及周围处微出血，后拔罐各穴 15～20 分钟。每日 1 次，10 次为 1 疗程。

❖ 主穴　大椎、天柱、天宗、风池、肩井、曲池、昆仑

　　方法　先针刺各穴，或用三棱针点刺大椎亦或梅花针叩刺大椎，使发红微出血，后罐具吸拔各穴 15～20 分钟。每日或隔日 1 次，10 次为 1 疗程。

月经不调

❖ 主穴　膈俞、气海至关元、中极、血海、三阴交

　　配穴　月经先期加太溪、太冲；月经后期加归来、足三里；月经先后不定期加肝俞、脾俞、肾虚、照海。

　　方法　走罐或留罐背部及腹部经穴、足三里、血海，针刺或手指点按太溪、太冲、三阴交、照海，常规法用之。

❖ 主穴　八髎、气海、血海

　　方法　针刺泻八髎穴，补气海、血海，加拔罐，每穴 10～15 分钟。每日 1 次。

痛　经

❖ 主穴　中极、关元、三阴交、次髎、气海、血海、归来

　　配穴　肝气郁滞加太冲；气血虚弱加足三里、气海；寒凝血瘀加血海。

　　方法　罐具吸拔所选穴位，留罐 10～15 分钟。中极、关元用大口径罐，次髎、太冲穴可用手指点揉按压 3～5 分钟，反复几次按揉。每日或隔日拔，10 次为 1 疗程。

　　附：药食调理

• 炒艾叶 10g，红糖 10g。将药以水煎数沸，去渣取汁，入糖温服。

经　闭

❖ 主穴　气海至关元、血海、三阴交、次髎、章门、归来，阴陵泉

　　配穴　血枯经闭加脾俞、足三里；血滞经闭加肝俞、太冲。

　　方法　走罐气海至关元、归来、章门，走罐背部经穴脾俞、肝俞，走罐血海至阴陵泉至三阴交，反复多次，亦可留罐上述经穴各 10～15 分钟，针刺或手指点按次髎、太冲穴。

　　附：药食调理

• 凌霄花 24g。将药炒干，研为细末，储瓶备用。每用时，取药末 6g，饭前温酒送服。

崩 漏

❖ **主穴** 肝俞、膈俞、气海至关元、次髎、三阴交、隐白

配穴 肾阴虚加肾俞、太溪；脾气虚加脾俞、足三里；肝郁有热加行间、太冲；崩漏甚加百会。

方法 针刺拔罐法。根据不同证型取穴，每次选3～5穴。可针刺百会、次髎、三阴交、太溪、隐白、太冲、行间等穴10～15分钟，用拔罐法吸拔背部及腹部余穴10～15分钟，其中针刺经穴亦可用手指点按压法治疗。每日1次。

白带过多

❖ **主穴** 脾俞、肾俞、八髎、气海、带脉、三阴交、阴陵泉、太溪

配穴 带下甚加冲门、气冲、大赫、气穴。

方法 每次选3～5穴，用罐具吸拔所选经穴10～15分钟，可针刺或手指点揉按压八髎、太溪、三阴交等穴5～10分钟或3～5分钟。每日1次。

❖ **主穴** 带脉、肾俞、白环俞、次髎、归来

方法 针刺拔罐或刺血拔罐。针刺各穴10～15分钟，取针后加罐具吸拔亦10～15分钟；或以三棱针点刺经穴，使出血少许，加罐闪拔，反复几次。每日1次，10次为1疗程。

妊娠恶阻

❖ **主穴** 背腹部压痛点、幽门、天突、中脘、内关、足三里、阴陵泉、太冲

配穴 痰湿盛加丰隆、公孙；头眩晕加百会、印堂、太阳。

方法 每次选穴3～5个，拔罐所选经穴部位10～15分钟，百会、印堂、太阳、内关、太冲、公孙等穴可用针刺5～10分钟，用手指点按压3～5分钟。手指点按压法可多次使用。

附：药食调理

• 甘蔗汁1杯，生姜汁4～5滴。将二味混合调匀。每小时服汁适量。

胎位不正

❖ **主穴** 大椎、大杼、膏肓、神堂、至阴

方法 用大口径罐吸拔大椎、大杼、膏肓、神堂等颈背部经穴10～15分钟；用针刺双脚至阴穴5～10分钟，或用手指点按压3～5分钟，1日多次。

附：药物外用

• 鲜生姜适量。将药捣成泥状，敷贴双脚至阴穴，外用纱布包裹。每日贴用1次。

滞 产

❖ **主穴**　大椎、大杼、合谷、三阴交

　　方法　针刺拔罐法。先用毫针刺三阴交、合谷穴 10～15 分钟，取针后加罐具吸拔各穴，大椎、大杼用大口径罐吸拔，三阴交、合谷用中、小口径罐吸拔，10～15 分钟。每日或隔日施行。

　　附：药食调理

- 生地黄汁 1 杯，生姜汁 2 杯。将二味共煎至 1 杯，分 2 次以烧酒调服。

胞衣不下

❖ **主穴**　大椎、大杼、气海、合谷、三阴交、足三里

　　方法　可针刺三阴交、合谷 5～10 分钟，加罐吸拔以上各经穴 10～15 分钟。

　　附：药食调理

- 鸡蛋 3 个，陈醋 100ml。将陈醋放锅内煮服，打入蛋黄调匀，一次冲服。

乳 痈

❖ **主穴**　大椎、肩井、风门、膻中、乳根、库房、少泽、曲泽

　　配穴　肝郁加太冲、三阴交；胃热加足三里、曲池。

　　方法　每次选 3～5 穴，大口径罐吸拔肩背部穴及胸部穴 10～15 分钟，其他穴可选适当口径罐拔，太冲可用手指点揉按压。也可先针刺后加拔罐法。

　　附：药食调理

- 丝瓜络 30g。将药以水煎数沸，去渣取汁，温服。

乳 缺

❖ **主穴**　大杼、肩井、膻中至天溪、乳根、关元、气穴、耻骨、曲骨、足三里、脾俞

　　配穴　乳汁少加尺泽；乳胀加期门、太冲。

　　方法　每次选穴 3～5 个，拔罐各穴 10～15 分钟，膻中、乳根、天溪、期门等穴可用手指点按压各 3～5 分钟，太冲、耻骨、曲骨也可针刺 5～10 分钟。

❖ **主穴**　膻中乳根少泽

　　配穴　气血虚者加脾俞、足三里；肝气郁者加肝俞、太冲。

　　方法　三棱针点刺少泽穴，放血 2～3 滴，加罐拔各经穴，留罐 10 分钟左右。每日 1 次。

产后恶露不尽

❖ **主穴**　膏肓、神堂、气海、关元、中极

配穴　地机间使太冲

方法　针刺拔罐法。用罐具吸拔各主穴 10～15 分钟，用针可刺配穴各 5～10 分钟。每日 1 次。

附：药食调理

• 五灵脂 20g，蒲黄 15g。将五灵脂醋炒，加蒲黄共研为细末，以酒冲服，分 2 次服。

产后腹痛

❖　主穴　大椎、大杼、天宗、气海、关元、八髎、三阴交

配穴　血虚加膈俞、足三里；气滞加太冲、血海。

方法　选穴 3～5 个，罐具吸拔各穴 10～15 分钟，用针刺八髎、三阴交、太冲穴 5～10 分钟，亦可用手指点按压此三穴各 3～5 分钟。每日 1 次。

附：药食调理

• 白鸡冠花 50g。将药以黄酒 300g 煎服之。

产后血晕

❖　主穴　天柱、百会、大椎、大杼、神堂、膻中、足三里、三阴交、大敦、中冲、涌泉

方法　针刺拔罐法。先用毫针或三棱针点刺中冲、涌泉、大敦。后加拔罐用于所选穴位 10～15 分钟。每日可行 2 次。

附：药食调理

• 人参 3g，附子 6g，炮姜 12g。将三味药加水煎煮，去渣取汁，温服。

产后发热

❖　主穴　大椎、大杼、曲池、外关、合谷、三阴交

配穴　外感风邪加风池、列缺；产后血虚加足三里、脾俞、血海。

方法　用口径不等的罐具吸拔各穴 10～15 分钟，可用针刺或手指点按风池、列缺、外关、合谷，各 5～10 分钟或 3～5 分钟。手指点按压法行每日 2～3 次。

附：药食调理

• 当归 30g，熟地 60g。将药以水煎数沸，去渣取汁，加黄酒一小盅饮服之。

不孕症

❖　主穴　肾俞、子宫、关元、三阴交

方法　罐具吸拔，每穴 15～20 分钟。每日 1 次。此用于肾虚型不孕症。

❖　主穴　中极、关元、三阴交

方法　拔罐每穴 15～20 分钟。每日 1 次。此用于肝郁气滞型不孕症。

❖ 主穴　中极、三阴交，阳陵泉

　　方法　拔罐，每穴 15~20 分钟。每日 1 次。此用于痰湿阻滞型不孕症。

小儿惊风

❖ 主穴　大椎、脊柱两旁、双肘窝、双腘窝

　　配穴　急惊风加人中、合谷、涌泉；慢惊风加合谷、太冲、足三里。

　　方法　针刺拔罐法。先用毫针浅刺或三棱针点刺人中、太冲、涌泉穴，后加罐具吸拔大椎等各经穴部位 5~10 分钟。

　　附：药食调理

● 全蝎 2 条，僵蚕 115g，天麻 3g。将药焙焦，研为细末，以开水冲服。

小儿泄泻

❖ 主穴　脊柱两旁背俞穴、天枢、足三里、神阙、关元

　　配穴　呕恶加内关；发热加曲池；腹胀加内庭；泻甚加阴陵泉。

　　方法　拔罐神阙、关元、背俞等各穴，每穴 5~10 分钟。每日 1 次。

　　附：药食调理

● 乌梅 10 个，红糖适量。将乌梅加水 500ml 煎汤，入红糖，代茶饮之。

小儿积滞

❖ 主穴　脊柱两旁、大椎至长强、脾俞、胃俞、大肠俞、中脘、气海、足三里

　　方法　脊柱两旁、大椎至长强可用走罐法，自上而下，反复多次，其他穴位留罐 5~10 分钟。每日 1 次。

❖ 主穴　脾俞、胃俞、大肠俞、天枢、中脘、足三里

　　方法　用闪火罐法，轻轻吸拔背部之脾俞、胃俞和大肠俞穴，各 3~5 下，再拔罐天枢、中脘、足三里经穴，每穴留罐 5~10 分钟。每日 1 次，5 次为 1 疗程。

小儿疳证

❖ 主穴　脊柱两旁、大杼、身柱、中脘、足三里、四缝

　　配穴　腹胀便溏加天枢；夜卧不宁加间使；虫积加百虫窝。

　　方法　先用毫针或三棱针点刺四缝穴，放出少量黄水，用罐具吸拔各经穴 5~10 分钟，间使可用手指点揉按压 3~5 分钟。每日 1 次，10 次为 1 疗程。

　　附：药食调理

● 鲜扁蓄 60g。将药以水煎数沸，去渣取汁，温服。

小儿顿咳

❖ 主穴　大椎、身柱、肺俞、膏肓、大杼、风门、足三里

　　配穴　尺泽、列缺、合谷、少商、商阳

　　方法　选3～5穴实施拔罐，每穴留罐5～10分钟，毫针或三棱针浅刺或点刺少商、商阳穴放血，后手指按揉3～5分钟。1日施治1次。

❖ 主穴　肺俞、身柱、璇玑、库房

　　方法　罐具吸拔各穴5～10分钟。每日或隔日1次，10次为1疗程。

❖ 主穴　气户、库房、风门、肺俞、身柱

　　方法　罐具吸拔各穴，留罐5～10分钟。隔日或每日拔。

小儿发热

❖ 主穴　大椎、风池、外关、合谷

　　配穴　食积加天枢、中脘、足三里；咽喉肿痛加太渊、少商。

　　方法　用三棱针点刺少商穴，用手指点揉风池、太渊穴3～5分钟，余者用罐具吸拔5～10分钟。每日1次。

　　附：药食调理

•竹笋尖2个，白茅根5根。将药以水煎数沸，去渣取汁，温服。1日3次。

小儿疝气

❖ 主穴　百会、气海、关元、三阴交、大敦、太冲

　　方法　拔罐点按法。用手指点揉按压各穴3～5分钟，力量适中，后加罐具吸拔气海、关元穴5～10分钟。每日1次。

　　附：药食调理

•刀豆籽适量。将药焙干，研末备用。每用取5g，用温开水冲服。每日2～3次。

小儿夜啼

❖ 主穴　大椎、身柱、膏肓、神堂、中脘、足三里、中冲

　　方法　每次选2～3穴拔罐5～10分钟，亦可加手指点按法，每次3～5分钟，手指揉捏中冲穴，手法柔和，量适度。每日1次，5～10次为1疗程。

　　附：药食调理

•白芍2g，甘草1.5g。将药以水煎数沸，去渣取汁，温服。1日3服。

小儿尿床

❖ 主穴 肾俞、中极、关元、气海、足三里、三阴交、膀胱俞

　　配穴 肺虚汗出者加肺俞、尺泽；脾虚加脾俞、阴陵泉。

　　方法 罐具吸拔所选穴位，留罐10～15分钟，以皮肤发红为佳。日1次或隔日1次，10次为1疗程。

❖ 主穴 大椎、脊柱两旁背俞穴、关元、水道、天枢

　　方法 水罐疗法。由青霉素小瓶烧掉底而成，拔上穴5～10分钟。

小儿痄腮

❖ 主穴 翳风、颊车、合谷、少商

　　配穴 发热加大椎、曲池；呕恶加内关；咽喉肿痛甚加少商、列缺；睾丸肿痛加太冲、曲泉、三阴交。

　　方法 以小口径瓶罐吸拔主穴10～15分钟，其他穴随证应用罐具吸拔，少商、大椎可用5分毫针浅刺出血，太冲可用手指点按压2～3分钟。

❖ 主穴 患区相应部位

　　方法 水罐法。用磨掉底部的青霉素空瓶作为拔罐工具，灌入温水或板蓝根等注射药液后置于患者患区体表相应部位，用注射器抽出瓶内空气，使之吸拔。留置10～15分钟左右。每日1次，5次为1疗程。

小儿鹅口疮、口疮

❖ 主穴 地仓、廉泉、曲池、合谷、通里、劳宫、足三里

　　方法 分组选穴2～4个，交替运用。手指点按加拔罐法。以手指点揉按压经穴3～5分钟，用力不可过大，手法柔和，加罐吸拔曲池、足三里穴5～10分钟。每日1次，5～10次为1疗程。

　　附：药食调理

• 茶叶5g。以200ml沸开水冲泡加盖，待温后，含漱口腔。每日数次。

小儿虫病

❖ 主穴 天枢、中脘、足三里、阳陵泉、内关

　　配穴 蛔厥加迎香、四白、胆囊穴、人中；蛔入阑尾加阑尾穴。

　　方法 手指点按压拔罐法。随症用穴，用手指点按压所选经穴各3～5分钟，手法适中柔和，加罐拔天枢、中脘、足三里穴5～10分钟。每日1次，5～10次为1疗程。

　　附：药食调理

• 槟榔30g，广木香6g。将药以水煎数沸，去渣取汁，温服。1日3次。

丹 毒

❖ 主穴　大椎、大杼、膏肓、神堂，曲池、合谷、血海、委中、阴陵泉

　　方法　走罐背部经穴大椎至神堂，上下反复多次，余者留罐15～20分钟，合谷可针刺亦可手指点按压。隔日1次，10次为1疗程。避开患部治疗。

　　附：药食调理

●绿豆200g，蜂蜜60ml。净绿豆加水适量煮烂，冲入蜂蜜调匀，待凉后随意服用。日1剂，疗程不限。

疔 疮

❖　主穴　大椎、大杼、膏肓、神堂、灵台、曲池、手三里、养老、合谷、足三里、阳陵泉、筑宾及局部

　　方法　先行走罐法，从大椎至膏肓、神堂、至灵台，反复多次走罐吸拔，亦可留罐15～20分钟，其余穴位用针刺亦可留罐10～15分钟或15～20分钟均可，避开患部。隔日1次，10次为1疗程。

　　附：药食调理

●金银花2g，蒲公英5g，紫花地丁5g，野菊花3g，天葵子5g。将诸药加水煎煮，去渣取汁，温服。每日3次。

风 疹

❖ 主穴　神阙

　　配穴　上肢配曲池；下肢配血海；病情顽固者加大椎、肺俞、脾俞。

　　方法　每次配1～2穴，用闪火拔罐法，将大号或中号罐具扣在神阙穴上，5分钟取下。

❖ 主穴　神阙

　　方法　将罐具扣在神阙穴上，留罐10～15分钟，以局部红紫为佳。每日或隔日拔疗。

❖ 主穴　肩髃、血海、大杼

　　方法　先用三棱针或毫针点刺或浅刺相关穴位，后用闪火罐法将中号罐吸拔其上，留罐10分钟。

湿 疹

❖ 主穴　大椎、大杼、肺俞、脾俞、曲池、合谷、内关、足三里、三阴交

　　方法　走罐或留罐背部经穴，走罐，从上至下，反复多次，留罐15～20分钟，余穴留罐吸拔10～15分钟或15～20分钟。隔日1次，10次为1疗程。避开患部治疗。

❖ 主穴　大椎、肺俞、陶道、委阳、血海、曲池、病患部位

　　方法　消毒，三棱针点刺各经穴及病变部位，后加拔罐10～15分钟，以拔出少量

血液和渗液为佳。隔日 1 次。

牛皮癣

❖ **主穴** 大椎、大杼、风池、肺俞、肝俞、肾俞、曲池、内关、神门、血海、足三里、三阴交、飞扬

方法 背部经穴走罐亦可留罐吸拔，走罐反复多次，留罐 10～15 分钟，余者经穴部位可先行针刺再加拔罐。避开患部治疗。

❖ **主穴** 大椎、身柱

配穴 上肢病变加肩髃、肩胛冈。

方法 刺血拔罐。三棱针点刺经穴放血，加罐具拔 10～15 分钟。每日 1 次，10 次为 1 疗程。注意：治疗期间禁食辛辣厚味、发物之食品。

蛇串疮

❖ **主穴** 大椎、大杼、太阳、头维、曲池、外关、合谷、血海、足三里、三阴交、阳陵泉、侠溪、内庭

方法 每次选穴 3～5 个，亦可先行针刺再加拔罐 15～20 分钟，侠溪、内庭针刺 10～15 分钟，或手指点按压 3～5 分钟。避开患处。每日或隔日 1 次。

❖ **主穴** 病灶局部

方法 消毒，三棱针在病灶周区散刺，使微出血，加罐吸拔散刺部位 15～20 分钟。或用火罐在病灶两端吸拔 15～20 分钟。

肠痈

❖ **主穴** 大椎、大杼、膏肓、神堂、天枢、阑尾穴、足三里、上巨虚、曲池

配穴 发热加合关、外关；腹胀便秘加中脘、支沟。

方法 背部经穴可行走罐法亦可留罐法，走罐反复多次，留罐 10～15 分钟，余穴留罐 10～15 分钟，也可加针刺治疗。

附：药食调理

• 皂荚刺 30g。将药以水或酒煎沸，去渣取汁，温服。

痔疮

❖ **主穴** 长强、大肠俞、承山、承扶

配穴 足三里、三阴交、气海

方法 双侧取穴，罐具吸拔各穴 15～20 分钟，长强用手指点按压 5～8 分钟，反复多次。每日或隔日 1 次，10 次为 1 疗程。注意：嘱患者平日少食辛辣食物，多食新鲜水果蔬菜。

❖ **主穴** 大肠俞、腰骶部、长强

方法 用三棱针点刺各经穴，加闪火罐法实施闪火吸拔，并留罐15～20分钟。每日1次。

扭 伤

❖ **主穴** 腰阳关、后溪、中渚、委中、人中、气海俞，太冲、行间

方法 每次选3～5穴位，先用针点刺或浅刺各穴位，后加罐具吸拔10～15分钟。

❖ **主穴** 气海俞、志室、关元俞、委中、承山、上髎、中髎

配穴 阿是穴

方法 以针点刺或浅刺所选穴位，后用罐具吸拔10～15分钟。

❖ **主穴** 阿是穴、双侧腰痛点、养老、行间、人中

方法 以针浅刺或点刺阿是穴、人中等相关穴位，用罐具加拔10·-15分钟，口1次。以上均治急性腰扭伤。

落 枕

❖ **主穴** 大椎、大杼、风池、风府、天宗、颈侧至肩井一带、外关、合谷、液门、悬钟

方法 按摩拔罐法。可先行推拿按摩加手指点揉按压各经穴3～5分钟，后加罐具吸拔颈椎背部经穴10～15分钟，亦可针刺不易施行拔罐的经穴风池、风府、液门、悬钟等穴。每日1～2次治疗。

❖ **主穴** 颈部阿是穴、大椎、肩中俞、肩外俞

方法 先用三棱针点刺各经穴，使微出血，再加拔罐，以走罐方式，沿经穴部位来回走罐，反复几次，以皮肤红紫为度。每日1次，3～5次为1疗程。

耳鸣耳聋

❖ **主穴** 耳门、听宫、听会、翳风、少海、中渚、侠溪、解溪

配穴 肾虚加肾俞、太溪；肝胆风火加液门、浮白；外感风邪加风池。

方法 以手指点按压法为主。每次选3～5穴，手指点揉按压各穴3～5分钟，肾俞加罐5～10分钟。每日可多次使用点按压法。亦可针刺治疗。

❖ **主穴** 听宫，耳门、翳风、外关

配穴 肝胆火盛加行间、太冲、足临泣；外感风热加大椎、合谷；肾虚加肾俞、命门。

方法 先三棱针点刺所选经穴，再加罐具吸拔、留罐10～15分钟。每日1次，10次为1疗程。

聤 耳

❖ **主穴** 听宫、听会、翳风、风池、关元、气海、列缺、少商、三阴交、足三里

配穴 肝胆湿热加阳陵泉、丘墟；脾肾虚弱加脾俞、肾俞、太溪。

方法 手指点按压法加拔罐。每次选3～5穴，手指点揉按压所选经穴3～5分钟，加罐具吸拔脾俞、肾俞、气海、关元、足三里等穴10～15分钟。点按法可每日多次运用。

附：药物外用

• 猪胆汁适量，白矾2倍量。将猪胆汁烘干，加白矾共研末。用药时，先以双氧水清洗耳道，后取药末适量吹至患处。每日1～2次。

目赤肿痛

❖ **主穴** 大椎、大杼、风池、太阳、攒竹、睛明、少商、合谷、太冲、侠溪

方法 三棱针点刺少商出血，以针浅刺亦或手指点按压所选经穴5～10分钟或3～5分钟，加罐拔大椎、大杼穴10～15分钟。

附：药物外用

• 黄丹、白蜜等份。将二味调和如泥状，取药泥敷贴双侧太阳穴上。

夜 盲

❖ **主穴** 肝俞、肾俞、睛明、光明、养老

方法 手指点按压加拔罐。补法，手指点揉按压各经穴3～5分钟后，加罐具吸拔肝俞、肾俞、光明穴10～15分钟。每日1～2次，10次为1疗程。

附：药食调理

• 黄豆、猪肝各100g。先煮黄豆八成熟，再加猪肝共煮熟透。每日食用3次，连续食用月余。

针 眼

❖ **主穴** 风池、肺俞、太阳、瞳子髎、承泣、曲池、合谷、阴陵泉、行间、内庭

方法 手指点按压各经穴3～5分钟，或可用针浅刺穴位5～10分钟，加罐吸拔肺俞、曲池、阴陵泉穴10～15分钟。

❖ **主穴** 大椎、大杼、合谷

方法 刺血拔罐法。先用三棱针点刺大椎、大杼穴放血3～5滴，再以大、小型罐具拔上穴10～15分钟。每日1次。

❖ **主穴** 曲池、合谷、三阴交

方法 先针刺，强刺激之，不留针，后加罐具吸拔10～15分钟。每日1次。

眼睑下垂

❖ **主穴** 攒竹、丝竹空、阳白、鱼腰、太阳、瞳子髎、合谷、足三里、三阴交

配穴 先天不足或脾肾气虚加肾俞、脾俞、关元、气海。

方法 手指点揉按压头面部经穴各3～5分钟，每日多次点按，加罐吸拔背及腹部

经穴、合谷、足三里、三阴交 10～15 分钟。10 次为 1 疗程。

附：药物外用

• 五倍子适量，蜂蜜适量。将五倍子研末过筛，用蜂蜜调匀，涂于患处。每日 1～2 次。

近　视

❖ 主穴　风池、太阳、睛明、攒竹、鱼腰、丝竹空、合谷、足三里、光明

方法　以手指点按压法为主加罐拔。点按压头面部各经穴 3～5 分钟，每日多次行之，拔罐合谷、足三里、光明穴 10～15 分钟。长期治疗。

附：药物外用

• 生地 120g，天冬、菊花各 60g，枳壳 90g。将四味共研细末，以白蜜调匀，取药适量，敷太阳穴。每日 1 次。

斜　视

❖ 主穴　大椎、大杼、风池、足临泣、瞳子髎、丝竹空

配穴　眼睛向内斜视加球后、合谷；眼睛向外斜视加睛明、攒竹；眼睛向内向外斜视属脾肾亏虚者加脾俞、肾俞、百会。

方法　每次选 4～6 穴，拔罐背部经穴 10～15 分钟，手指点按压头面部经穴及百会、合谷、足临泣等 3～5 分钟。每日 2～3 次，10 次为 1 疗程。

附：药物外用

• 松香 115g，乳香、朱砂、铜绿各 0.75g，蓖麻仁适量。将药共捣研成膏状，取药膏敷患眼对侧太阳穴。

鼻　渊

❖ 主穴　大椎、大杼、风池、肺俞、迎香、印堂、鼻通穴、列缺、合谷

配穴　头痛加太阳、头维；眉棱骨痛加鱼腰、攒竹。

方法　手指点按压头面部经穴及列缺、合谷 3～5 分钟，每日多次点按压之，拔罐背部经穴 15～20 分钟。亦可针刺泻热。

附：药食物调理

• 天冬 18g，米醋 100ml。将二味放锅内煮透。连汤带渣一次性服完。每日 1 次。

鼻　鼽

❖ 主穴　肺俞、风门

方法　拔罐，每穴留罐 5～10 分钟。每日 1 次。此用于肺虚之鼻鼽。

❖ 主穴　印堂、肺俞、足三里

方法　拔罐上穴，每穴 5～10 分钟。每日 1 次。此用于肺脾两虚之鼻鼽。

❖ 主穴 神阙

方法 拔罐神阙穴 5 分钟左右，间隔 3～5 分钟后再拔罐，如此共 3 次。每日或隔日行之，10 次为 1 疗程。

咽喉肿痛

❖ 主穴 大椎、风池、天容、尺泽、合谷、少商、内庭

配穴 慢性咽喉肿痛加照海、太溪。

方法 三棱针点刺少商放血，拔罐大椎穴 15～20 分钟，手指点按压或针刺余穴 3～5 分钟或 10～15 分钟。

❖ 主穴 咽喉外皮部、少商、尺泽

配穴 阴虚火旺加大椎、肾俞、照海；肺胃热盛加肺俞、胃俞、下巨虚。

方法 将患处皮部消毒，用梅花针轻叩刺，使微出血，再取相应经穴，刺血拔罐，三棱针刺血少商、尺泽穴，火罐拔余穴 10～15 分钟。每日 1 次，10 次为 1 疗程。

喉 蛾

❖ 主穴 大椎、肺俞、曲池、支沟

方法 刺络拔罐。先用三棱针点刺各穴 3～5 下，后加罐具吸拔，留罐 5～10 分钟。每日 1 次。此用于热毒型喉蛾。

❖ 主穴 大椎、风池、尺泽、外关

方法 刺络拔罐。先以三棱针点刺各穴，使出血少许，后加罐具吸拔，留罐 5～10 分钟。每日 1 次。此用于风热型喉蛾。

牙 痛

❖ 主穴 大椎、风池、颧髎、巨髎、禾髎、下关、颊车、手三里、合谷、内庭

配穴 肾阴虚加肾俞、太溪。

方法 每次选 3～5 穴，拔罐大椎、肾俞、手三里 10～15 分钟，拔罐颧髎、巨髎、禾髎 5 分钟，余穴手指点按压，或以针刺泻之。

❖ 主穴 下关、颊车、合谷、阿是穴

配穴 风火者加液门；胃火者加内庭；肾虚者加太溪。

方法 针刺拔罐法。先针刺各经穴 10～15 分钟，取针后加罐具吸拔 5～10 分钟。用三棱针点刺压痛点（阿是穴），使放血，再拔罐 5～10 分钟。每日 1 次，5 次为 1 疗程。

冻 伤

❖ 主穴 大椎、大杼、膏肓、神堂、曲池、外关、局部阿是穴、足三里、三阴交

方法 拔罐各经穴 15～20 分钟，后加用按摩法结束之。隔日 1 次。

附：药物外用

• 白及适量。将药研为细末，以桐油调成糊状，敷于患部。

毒蛇咬伤

❖ 主穴　肾俞、筑宾、大肠俞、血海、局部
　　配穴　中毒深而昏迷者加人中、委中、十宣；病情转危为安者加各背俞穴。
　　方法　三棱针点刺受伤处及人中、委中、十宣以放血毒而苏醒昏厥，后加罐具吸拔余穴 15～20 分钟。
❖ 主穴　局部阿是穴、大椎、委中
　　方法　先消毒伤口，挤压排毒。用三棱针点刺数下，使出血毒，或用梅花针叩刺之，旋即加拔火罐，留罐 20～30 分钟，拔出毒液。再以三棱针刺大椎、委中穴，加罐拔10～20 分钟。每日 1～2 次。

面部色斑

❖ 主穴　肝俞、脾俞、足三里、三阴交、阴陵泉、太冲
　　配穴　肾虚加肾俞、太溪。
　　方法　手指点按压拔罐法。先用手指点按压各经穴 3～5 分钟，后加罐具吸拔 10～15 分钟。亦可针刺治疗。10 次为 1 疗程。
❖ 主穴　大椎、肺俞、至阳、耳背部
　　方法　消毒，三棱针点刺耳背经脉，使出血，用乙醇棉球擦净，并轻按压之。再用毫针浅刺或梅花针叩刺背部经穴，加罐具吸拔 10～15 分钟。隔日 1 次，10 次为 1 疗程。

扁平疣

❖ 主穴　风池、曲池、合谷、血海、行间、侠溪、局部
　　配穴　面部多发者加太阳、阳白；疣体色红、瘙痒者加鱼际、风市。
　　方法　针刺或手指点按压拔罐法。先针刺或手指点按各经穴，后加拔罐用于易行之处经穴。每日 1 次，10 次为 1 疗程。

痤　疮

❖ 主穴　大椎、肺俞、膈俞、心俞、肝俞
　　方法　先用三棱针点刺或梅花针叩刺大椎穴数下，后立即将罐具吸拔大椎穴上，罐拔 10～15 分钟，以出血为度。余穴亦火罐吸拔 10～15 分钟。每日 1 次，10 次为 1疗程。
❖ 主穴　①大椎、至阴；②身柱、筋缩；③神道、命门、背部督脉相关经穴
　　方法　第 1 次取大椎、至阴穴，第 2 次取身柱、筋缩穴，第 3 次取神道、命门、背

部督脉经穴，先用梅花针弹刺穴位皮表，后加罐吸拔，留罐 15～20 分钟，并配合痤疮局部叩刺出血或毫针浅刺出血。

酒渣鼻

❖ **主穴**　迎香、地仓、颧髎、合谷、曲池、曲泽、血海、膈俞、肝俞、太冲、少商

　方法　随不同症型取穴，每次 3～5 个，头面经穴用针刺或手指点按压法治疗，加罐拔曲泽、曲池、血海、肝俞、膈俞等穴 15～20 分钟。常用三棱针点刺少商放血，治之。

　附：药食调理

• 凌霄花、山栀子等份。将药研为极细末，收储备用。用时取药末 6g，以茶调服。每日 2 次。

斑 秃

❖ **主穴**　膈俞、心俞、脾俞、风池、足三里

　方法　针刺拔罐。先针刺各穴 10～15 分钟，后拔罐，留罐亦 10～15 分钟。每日 1 次，1 个月为 1 疗程。此用于血虚风燥型。

❖ **主穴**　肝俞、肺俞、膈俞、风池、血海

　方法　针刺拔罐。先针刺各穴 10～15 分钟，后加拔罐 10～15 分钟。每日 1 次。此用于气滞血瘀型。

❖ **主穴**　肝俞、肾俞、膈俞、关元、三阴交

　方法　针刺拔罐。先针刺各穴 10～15 分钟，后加拔罐 10～15 分钟。每日 1 次。此用于肝肾气虚型。

　以上 3 组亦可改用梅花针叩刺患部，再拔罐各穴。

肥 胖

❖ **主穴**　①中脘、天枢、关元、足三里、阴陵泉；②巨阙、大横、气海、丰隆、三阴交

　配穴　臀围较大者配箕门、髀关。

　方法　两组穴位可灵活使用。先用泻法针刺各穴，后加罐具吸拔 15～20 分钟。每日针刺拔罐 1 次，10 次为 1 疗程。

　附：药食调理

• 草决明 15g，海带 10g。水煎二味，去渣，吃海带喝药汤。常食之。

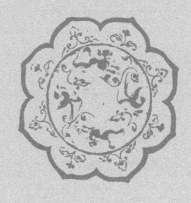

耳穴贴压法

第一部分　耳穴贴压法简介

一、耳穴贴压法的概念

耳穴贴压法，就是在耳郭表面上，用王不留行等药籽贴压经穴，使产生连续性的刺激作用，从而达到治疗疾病的目的。这是一种极为简便易行、安全可靠、疗效显著、适应证广而又花费较少、适合于广大群众尤其是妇幼老人的治疗方法，为耳穴诊治法之一。

二、耳穴诊治法的起源和发展

耳穴诊治法起源较早，最早的相关文字记载见在长沙马王堆出土的《阴阳十一脉灸经》，其提到了与人体上肢、眼、颊、咽喉相联系的"耳脉"。《黄帝内经》时期，有耳穴名称的记载，如《素问·气穴论》："耳中多喜闻二穴"；《灵枢·厥病》："耳聋无所闻取耳中"；《灵枢·根结》："少阳根于窍阴，结于窗笼，窗笼者，耳中也"。有对耳与各经脉关系的记述，如《灵枢·邪气藏府病形》云："十二经脉，三百六十五络，其气血皆上于面走空窍……其精阳之气，上走于目而为睛，其别气走于耳而为听。"有对人体生理和病理反应于耳郭的描述，如《灵枢·脉度》曰："肾气通于耳，肾和则耳能闻五音矣"；《灵枢·本藏》云："耳高者，肾高；耳后陷者，肾下；耳坚者，肾坚；耳薄不坚者肾脆"。有对耳穴治疗疾病的记载，如《灵枢》："耳聋无闻，取耳中……"有对耳穴治疗方法的记载，如《灵枢》："邪在肝，则两胁中痛……胻善瘈……取耳间青脉，以去其瘈"等，不一而足。继《黄帝内经》之后，后世有些医书诸如《难经》、《中藏经》、《备急千金要方》、《肘后备急方》、《世医得效方》、《苏沈良方》、《洗冤集录》、《针灸甲乙经》、《针灸资生经》、《针灸大成》等，都有详细的关于耳穴诊治的基本理论和具体使用方法。

新中国成立以后，随着针灸学科的迅速发展，耳穴诊治法作为针灸学科的一个分支，也得到了广泛的重视，各地中医院校都开设了耳穴诊治课程、开展了该学科教育；先后出版了有关的专门著作；有些医学及针灸杂志也刊登了耳穴诊治疾病的文章。这些亦说明了耳穴诊治法在中医治疗学中具有的一定地位。

耳穴诊治法，在国外也颇受重视，流行、使用于世界上许多的国家和地区。

由于耳穴诊治疾病疗效显著，因而越来越受到各界人士的欢迎和喜爱。

三、耳穴贴压法的理论基础

耳穴贴压法基于人体的脏腑经络理论。

（1）耳与经络的关系　经络是人体运行气血的通道，它沟通着人体的内外、表里、上下，连接着人体的脏腑器官、五官九窍、四肢百骸及皮肉筋骨脉，使之成为一个有机的整体。耳穴贴压法正是以耳郭经穴为点，通过经络系统及其传导作用，来实现治疗疾病目的的。耳与经络有密切的关系，经络气血上通于耳部，主司着耳的听觉功能，如《灵枢·邪气藏府病形》记载："十二经脉，三百六十五络，其气血皆上注于面而走空窍。其精阳之气上走于目而为睛。其别气走于耳而为听。"而其中，耳与手足三阳经的关系最为密切，《灵枢》中记载十二经脉在耳部的分布为："小肠手太阳之脉，其支者……却入耳中"，"三焦手少阳之脉……其支脉，从耳后入耳中，出走耳前"，"胆足少阳之脉……其支者，从耳后入耳中，出走耳前"，"手阳明之别……入耳，合于宗脉"，"胃足阳明之脉……上耳前"，"膀胱足太阳之脉……其支者，从巅至耳上角"，还有，足阳明之筋、足少阳之筋、手太阳之筋、手少阳之筋都与耳有密切的联系。手足三阴经是通过它的别支（经别）合于阳经而和耳部相通的。如《素问·缪刺论》载："手足少阴、太阴、足阳明之络。此五皆会于耳中。"以上经文说明十二经脉直接或间接与耳有联系。故《灵枢·口问篇》载："耳者，宗脉之所聚也。"

（2）耳与脏腑的联系　耳与人体的五脏六腑有着密切的联系，而其中，肾与耳关系至为密切，经文有："耳者，肾之官也"，"肾气通于耳，肾和则耳能闻五音矣"，"南方赤色，入通于心，开窍于耳，藏精于心"，"脾……其不及。则令人九窍不通"，"头痛、耳鸣，九窍不利。肠胃之所生也"，"肝病者……目䀮䀮无所见……虚者耳无所闻……气逆则头痛，耳聋不聪"，"髓海不足，则脑转耳鸣"，"肺主声……令耳闻声"，"心在窍为耳……心气通于舌，非窍也，其通于舌者，寄见于耳，荣华于耳"，"肺气虚则气少……是以耳聋"。后世在前代的基础上，更进一步地从人体的生理和病理角度出发，分析并总结性地提出了"耳珠属肾，耳轮属脾，耳上轮属心，耳皮肉属肺，耳背玉楼属肝"之耳属五脏的生理联系和五脏精气不足致耳失聪的病理反应。

临床上，当脏腑经络发生病变时，常常可以通过耳穴诊断出病在何脏或病在何经，并以此来确定治疗方案。

四、耳穴贴压法的作用机制

耳穴贴压法，其作用机制亦是根据耳与人体脏腑经络的内在联系、耳穴的基本功用、药物的治疗作用及药籽的压迫刺激等实现的。

前面已论述到了人体的耳部与人体的脏腑经络有着密切的关系，其脏腑之精气、经络之经气都可上达于耳部，使耳主司其功能作用；耳之反应点亦可反映着内在脏腑经络之正常与否；应用药籽贴压耳部经穴，通过药籽的压迫刺激皮表、经络的传输作用，内达于脏腑器官，以达到调理脏腑气血、平衡人体阴阳、通达上下内外，从而补虚泻实，扶正祛邪，使机体产生自然的抗病能力，而健康无病。

五、耳穴贴压法的优势及特点

耳穴贴压法有独具的优势和特点：其一，治病范围广，疗效显著。根据相关资料报道和临床经验证明，耳穴贴压法能治疗多种疾病，包括内科、外科、妇科、儿科及五官皮肤科在内的各科疾病，治疗病证可达200余种，且见效迅速，疗效显著。耳穴贴压，不仅能治病而且能防病，运用它，可以预防很多潜在可能发生的疾病。其二，运用方便，操作简单。耳穴贴压法，使用的工具简单，有镊子、胶布、药籽、消毒棉球，这是治疗和预防疾病的全部用具，可以随身携带。由于它不受时间、空间、地域的限制，而又作用于人体耳部，故随时随地都可运用，操作起来非常简单。其三，经济安全，便于推广。由于耳穴贴压法使用的工具仅仅是药籽、胶布、棉球、镊子，设备非常简单价廉，又由于耳穴贴压法是一种无深入人体皮肉的、只作用于耳部的外治疗法，不良反应少，所以它经济安全而具实效，故而符合广大群众的愿望，也易受到欢迎和被接受，便于推广运用。其四，可作为药治、体针之补充疗法。有很多疾病在应用药物内治或体针外治时，亦可再添用耳穴贴压治疗，以增强其治病力量，达到预期之疗效。

六、耳穴贴压法的操作

1. 材料准备

常用的药物种子有王不留行籽、绿豆、赤小豆、急性子、白芥子、莱菔子，还有六神丸等；胶布、小刀、镊子各一把；装药籽的特制有机玻璃板 1～3 块；75% 乙醇，2.5% 碘酒。

（1）将常用的药物种子，用沸水洗 2 分钟，洗净后取出晒干，装于瓶中备用。

（2）将胶布剪成 0.5cm×0.5cm 的小方块，将王不留行药籽或其他药籽贴附在胶布中央，逐块排列在玻璃培养皿中，供治疗时取用。

（3）选用 0.5cm 厚的有机玻璃板，加工成 14cm×14cm 的大小，然后再划割成 0.5cm×0.5cm 的小方格。每一划线深约 1mm，于每一小方格的中央钻 0.8mm 深、直径 1.5mm 之球形小凹。将王不留行籽或其他药籽铺满各小凹中，再用与玻璃板同样大小的胶布，贴在有机玻璃板上面，用小刀按划线的大小分割开。治疗时，可直接用镊子夹取供使用。

2. 操作方法

在耳郭上先寻找阳性点，结合临床症状进行分析辨证、选穴。然后将耳郭用 75% 乙醇消毒，左手托住耳郭，右手用止血钳将粘有药籽的胶布取下，对准穴位贴压。

贴压后，用手指轻压穴位 1～2 分钟。每次选 3～5 穴，必要时取双耳穴进行贴压。3～5 日换 1 次，5 次为 1 疗程，每疗程间休息 1 周。

七、耳穴贴压法的适应证及注意事项

1. 适应证

耳穴贴压法适应证广泛，如前所述，适应于内、外、妇、儿及皮肤五官科等各种疾病的治疗，并能预防保健，还能减肥、戒烟和美容。

2. 注意事项

耳穴贴压时要逐渐在穴位处施加压力，注意刺激强度。一般一次贴压一耳，保留 3～5 日，嘱患者每日自行按摩 2～3 次，或 3～5 次，每次 1～2 分钟，轻按压，勿搓揉以免破皮伤耳。然后换贴另一耳郭。

　　夏天因易出汗，贴压穴位不宜过多，时间不宜过长，以防胶布潮湿或皮肤感染。个别患者可能对胶布过敏，局部出现粟粒样丘疹，伴有痒感，可以将胶布取下，休息3～5日后再贴。必要时加贴肾上腺穴，或服氯苯那敏（扑尔敏）。耳郭有炎症和冻疮者不宜用贴压治疗。

　　孕妇耳穴贴压法要轻刺激。

第二部分 病 证 治 疗

感 冒

❖ **主穴** 风溪、肺、三焦、内鼻、口、咽喉、肾上腺

　　配穴 头痛加太阳、额；咳嗽加气管；流泪、流涕加过敏区；发热加耳尖、屏尖。

　　方法 选穴 3～5 个，用药籽贴压各耳穴，每次用手指轻按相关穴位 1～2 分钟。3 日换药贴 1 次，3～5 次为 1 疗程。用 5 分毫针浅刺耳尖、屏尖放血治疗。

　　附：药物外用

　　•连须葱白、生姜、淡豆豉各 10g，白盐 5g。将四味药捣烂如泥，做成饼状，烤热贴于脐部，外用纱布固定。

咳 嗽

❖ **主穴** 肺、脾、气管、肾、交感

　　方法 用王不留行药籽贴压各耳穴处，轻压 1～2 分钟，每日多次以手揉按各穴 1～2 分钟以刺激之。隔 3 日换药贴 1 次，5 次为 1 疗程，每次疗程间隔 1 周左右。

　　附：药食调理

　　•白果、百合、花生米、北沙参各 25g，冰糖适量。加水煎煮前四味药，去渣取汁，加冰糖服用。每日 1 剂，分 2 次服。

哮 喘

❖ **主穴** 肺、气管、喘点、神门、皮质下、交感

　　配穴 阳虚加肾、内分泌；阴虚加心、肾；气虚加脾、胃。

　　方法 选穴 3～5 个，用药籽贴压耳穴上，以手指轻按穴位 1～2 分钟。隔 3 日或隔 5 日换药贴 1 次，5 次为 1 疗程。

❖ **主穴** 交感、耳神门、皮质下、平喘、肺

　　方法 用王不留行籽贴压耳穴上，轻轻按揉 1～2 分钟。隔 3 日或 5 日换药贴，5 次为 1 疗程，疗程间隔 1 周左右。

中 暑

❖ **主穴** 心、脾、肝、肾、枕、神经、脑干、皮质下、肾上腺、耳尖

　　方法 选穴 3～5 个。先以三棱针点刺人中、耳尖放血少许，再用药籽贴压所选之耳穴，轻压按揉 1～2 分钟，日行多次。

附：药物外用

• 田螺 3 枚，青盐 1g。将田螺捣烂，加入青盐，摊成膏，敷于脐下 1 寸处。此用于中暑二便不通。

呕 吐

❖ **主穴** 胃、肝、膈、脾、三焦、交感、皮质下、枕

 方法 每次选 3～5 穴，用王不留行药籽贴压各耳穴，并用手指轻按穴位 1～2 分钟。隔 3～5 日换贴 1 次，5 次为 1 疗程。

❖ **主穴** 胃、脾、肝、膈、三焦、食道、枕、皮质下、交感、脑干、耳神门、晕点

 方法 选穴 4～6 个，以药籽贴压所选耳穴上，轻压 1～2 分钟，1 日多次轻压之。3～5 日换药贴 1 次，5 次为 1 疗程。此用于神经性呕吐。

 附：药食调理

• 干艾叶 10g。以水煎艾叶数沸，去渣取汁，候温，当茶饮之。

呃 逆

❖ **主穴** 膈、胃、肝、脾、交感、皮质下、耳神门、耳迷根

 配穴 便秘加大肠或便秘点；虚证加脾。

 方法 每次选 3～5 穴，用王不留行药籽贴压各耳穴，揉按 1～2 分钟，强刺激主穴膈和耳迷根。每 3～5 日换药贴 1 次，5 次为 1 疗程。

❖ **主穴** 膈、耳神门

 配穴 中风呃逆加脑干。

 方法 以王不留行药籽贴压耳穴，每日轻轻按揉 1～2 分钟，日多次行之。3～5 日换药贴 1 次，5 次为 1 疗程。

泄 泻

❖ **主穴** 大肠、直肠、脾、胃、交感

 配穴 腹胀加腹；湿热加三焦；肾虚加肾。

 方法 选穴 3～5 个，用王不留行药籽贴压各耳穴，轻压 1～2 分钟，隔 3 日或每 5 日换药贴 1 次。

❖ **主穴** 大肠、小肠、直肠、脾、枕、神门

 配穴 耳尖、肾、皮质下、风溪

 方法 每次选穴 3～5 个，用王不留行药籽贴压，以手轻按压 1～2 分钟。两耳交替使用，每 3～5 日换 1 次，5 次为 1 疗程。

痢 疾

❖ **主穴** 大肠、小肠、心、三焦

方法　用王不留行药籽贴压耳穴处，按揉多次，每次 1～2 分钟。隔 3 日换药贴 1 次，5 次为 1 疗程。

❖ 主穴　大肠、小肠、腹、结肠、脾、肺、交感、耳神门、三焦

　　方法　选穴 3～5 个，以药籽贴压耳穴上，轻压各穴 1～2 分钟，1 日轻压 3～4 次。3 日换药贴 1 次。

　　附：药物外用

• 细辛、肥皂荚各 3g，葱 15g，大田螺 1 个。将四味药捣烂如泥，做成饼状，贴于脐部，外用纱布覆盖、胶布固定。

便　秘

❖ 主穴　大肠、直肠下段、皮质下、便秘点

　　配穴　肺、结肠、腹、脾

　　方法　选穴 3～5 个，用药籽贴压耳穴上，以手按压穴位 1～2 分钟。3～5 日换药贴 1 次，5 次为 1 疗程，疗程间隔 1 周左右。

❖ 主穴　便秘区、交感

　　配穴　燥热者加耳尖；气结者加肝；阴寒固冷加脾、肾；气血虚少加心、肺。

　　方法　可用王不留行药籽贴压耳穴。燥热者加耳尖，用毫针浅刺放血。双耳交替使用。

❖ 主穴　大肠、便秘点、脾、直肠下段

　　配穴　热秘加耳尖、肾上腺、热点；气秘加肝、交感；虚者加胃、脾、小肠；冷秘加胃、肾上腺。

　　方法　选穴 3～5 个，用药籽贴压并以手指轻压之。3～5 日换药贴 1 次，5 次为 1 疗程，疗程间隔 1 周左右。

眩　晕

❖ 主穴　肝、脾、枕、心

　　配穴　肝阳上亢者加降压沟；气血两虚者加胃、内分泌、皮质下、心、额；痰浊中阻者加脾、胃、贲门、枕、额、脑干。

　　方法　每次选 3～5 穴，用药籽贴压耳穴上，手指按压刺激 1～2 分钟。3～5 日换药贴 1 次，5 次为 1 疗程。疗程间隔 1 周左右。

❖ 主穴　内耳、晕点、肝、肾

　　方法　用王不留行药籽贴压耳穴。贴压 1～5 次。此治梅尼埃病之眩晕。

❖ 主穴　①内耳、神门、晕点、枕；②内耳、肾、内分泌、胆、胰

　　方法　用王不留行药籽贴压第 1 组耳穴，治急性眩晕证；贴压第 2 组耳穴，治疗慢性眩晕证。

痫　病

❖　**主穴**　心、肾、枕、顶、脑干、脑点、晕点、皮质下、交感、枕小、神经点、兴奋点、肾上腺

方法　选穴4～6个，发作前后可先用针刺治疗，后用药籽贴压所选耳穴，轻压1～2分钟。每3～5日换贴1次，5次为1疗程。疗程间隔1周左右。

附：药物外用

• 吴茱萸60g。将药研细末，填入脐窝。3日换药1次，5次为1疗程。

失眠健忘

❖　**主穴**　心脾、耳神门、皮质下、枕、神经衰弱点、耳尖

配穴　痰热内扰而有食滞者加胃、内分泌、胰胆；肝郁化火者加肝、胆，并用毫针浅刺耳尖放血；心脾两虚者加心、脾、肾。

方法　每次选3～5穴，用王不留行等药籽贴压耳穴上，强刺激之，每次1～2分钟，每3～5日换药贴1次，5次为1疗程。两耳可交替治疗。

❖　**主穴**　心、肾、失眠点

配穴　心肾不交加脑点、耳神门；心虚胆怯加肝、胆、脾、脑干。

方法　用王不留行药籽贴压主耳穴上，随症选用相关耳穴贴压。3～5日换1次，5次为1疗程，疗程间隔1周左右。

惊悸怔忡

❖　**主穴**　心、小肠、皮质下、交感、耳神门、支点、胆

配穴　血虚加脾、胃、内分泌；下肢浮肿加膀胱、肾；瘀血阻络加肾上腺。

方法　每次选3～5穴，用药籽贴压耳穴，并用手指轻按穴位1～2分钟。3～5日换药贴1次，5次为1疗程。两耳交替治疗。

❖　**主穴**　心、耳神门、交感点

方法　用王不留行药籽贴压耳穴，每日按揉1～2分钟，反复多次。5次为1疗程，每疗程间息1周左右。坚持2～3疗程治疗。

汗　证

❖　**主穴**　心、交感、缘中、皮质下、神门、枕、肾、下肢端

方法　每次选3～5穴，用药籽贴压耳穴，用手指轻压穴位1～2分钟。3～5日换药贴1次，5次为1疗程，疗程间隔1周左右。

❖　**主穴**　心、肾、内分泌、肺、脾、皮质下

方法　以药籽贴压耳穴，轻压1～2分钟，每日按压10余次。隔日换药贴1次。每

次药贴时，配合拔罐背俞穴，或心俞、肺俞，或脾俞、肾俞。此用于汗证属心肾亏虚型。

　　附：药物外用

　• 五倍子 30g。将药研为细末，以食醋适量调和，分别做成 3 个药饼。每日临睡前取一药饼，贴置于脐部，外用纱布固定。次晨取下。

衄　血

❖　**主穴**　内鼻、肺、肾上腺、额

　　方法　用王不留行或莱菔子、白芥子等药籽贴压耳穴，用手指轻按各穴位 1～2 分钟。3～5 日换药贴 1 次，5 次为 1 疗程，疗程间隔 1 周左右。双耳交替或同时治疗。

　　附：药物外用

　• 独头大蒜 2 粒。将蒜捣烂成泥，取药泥适量，左鼻流血敷右足心，右鼻流血敷左足心。

黄　疸

❖　**主穴**　角窝三点、屏间切迹四点、舟耳一线、耳轮角下缘一线、对耳轮下脚一缘一线、耳背三点、耳根三点

　　方法　用王不留行药籽贴压两耳各部。轻按揉 1～2 分钟。隔 3～5 日换药 1 次，5 次为 1 疗程。

❖　**主穴**　肝、胆、脾、三焦、

　　配穴　胃、胰、内分泌、耳神门、交感

　　方法　用王不留行药籽贴压所选耳穴。隔 3～5 日贴 1 次。治疗 1～2 日。此治急性黄疸。

❖　**主穴**　肝、胆、胰、脾、胃、角窝中、三焦、耳中

　　方法　选穴 3～5 个，以王不留行药籽贴压耳穴。每 3～5 日换贴 1 次，5 次为 1 疗程。

水　肿

❖　**主穴**　肺、脾、肾、三焦、尿道、内分泌、相应部位

　　配穴　小肠、膀胱、腹水点

　　方法　选穴 3～5 个用药籽贴压耳穴，并以手指按压穴位 1～2 分钟。隔 3 日或每 5 日换药贴 1 次，5 次为 1 疗程，疗程间隔 1 周左右。

　　附：药物外用

　• 大蒜瓣 3 个，蝼蛄 5 个。将二味药捣烂为泥。取药泥适量敷贴于肚脐中。

淋　证

❖　**主穴**　膀胱、尿道、三焦、肾、神门、内分泌、艇中

　　方法　每次选 3～5 穴，用药籽贴压耳穴，用手指按压穴位 1～2 分钟。隔 3～5

日换药贴 1 次，5 次为 1 疗程。

❖ **主穴** 肾、膀胱、肺、交感

配穴 耳神门、皮质下；血尿或小便淋漓不尽加三焦、肾上腺、外生殖器、尿道；精神不振加口、脾、胃。

方法 每次选 3～5 穴，用王不留行药籽贴压耳穴。每日按压 3 次，每次 1～2 分钟，隔 3～5 日换药贴 1 次，5 次为 1 疗程，每疗程间隔 1 周左右。

癃 闭

❖ **主穴** 膀胱、肾、三焦、尿道、内分泌

方法 用药籽贴压耳穴，并用手指按压穴位 1～2 分钟。隔 3～5 日换药贴 1 次，5 次为 1 疗程，每疗程间隔 1 周左右。

❖ **主穴** 肾、输尿管、膀胱、交感、脑、皮质下

方法 两耳同时取穴，用王不留行药籽贴压轻压 1～2 分钟，3 日更换 1 次。

消 渴

❖ **主穴** 胰腺点、内分泌、丘脑、缘中、皮质下、三焦、耳迷根

配穴 渴甚加渴点、口；饥渴配饥点；尿多配膀胱、尿道；皮肤瘙痒加风溪。

方法 每次取 3～5 穴，用药籽贴压耳穴，用手指按压 1～2 分钟。3～5 日换药贴 1 次，5 次为 1 疗程，每疗程间隔 1 周左右。

❖ **主穴** 胰、胆、肝、肾、缘中、屏间、交感、下屏间、三焦、渴点、饥点

方法 每选 3～5 穴，用王不留行药籽贴压其上，每天轻按数次。3～5 日换药贴 1 次，5 次为 1 疗程，疗程间隔 1 周左右。两耳交替使用。

遗 精

❖ **主穴** 精宫、内分泌、心、肾、神门、皮质下

方法 选穴 3～5 个，用药籽贴压耳穴，用手指轻按穴位 1～2 分钟。3～5 日换药贴 1 次，5 次为 1 疗程。每疗程间休息 1 周左右。

❖ **主穴** 心、肾、神门、缘中、皮质下、内分泌生殖器

配穴 垂前、神经衰弱区

方法 选穴 3～5 个，用药籽贴压耳穴，轻压 1～2 分钟。2～3 日换贴 1 次，5 次为 1 疗程，每疗程间隔 1 周左右。

阳 痿

❖ **主穴** 外生殖器、睾丸、内生殖器、兴奋点、缘中、额

配穴　肝、肾、耳神门

方法　每次选穴 3～5 个，用药籽贴压耳穴，用手指轻按穴位 1～2 分钟。3～5 日换药贴 1 次，5 次为 1 疗程，每疗程间休息 1 周。

❖ 主穴　肾、皮质下、外生殖器

方法　用王不留行药籽贴压耳穴，并按揉 1～2 分钟。两耳交替贴压，3～5 日换 1 次，5 次为 1 疗程，每疗程间隔 1 周左右。

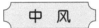

疝　气

❖ 主穴　外生殖器、小肠、肝、交感、神门

方法　用药籽贴压耳穴，用手指轻按穴位 1～2 分钟。3～5 日换药贴 1 次，5 次为 1 疗程，每疗程间隔 1 周左右。

附：药物外用

• 草乌、栀子各 15g。将二味药研末，用葱汁调和，敷于双侧太阳穴上，外用普通膏药固定。

中　风

❖ 主穴　晕点、脑点、枕、交感、降压沟、脑干、神经点、皮质下、口、舌

方法　每次选穴 4～6 个，用王不留行药籽贴压，并轻压按揉每穴 1～2 分钟，1 日数次按揉之。隔 3～5 日换贴 1 次，5 次为 1 疗程。每次疗程间隔 1 周左右。

附：药物外用

• 南星、薄荷、皂角、细辛、半夏各 5g。将各药共研为细末，装瓶备用。每用时，以一纸筒，取药末少许，放入患者鼻孔中。

面　瘫

❖ 主穴　胃、三焦、口、面颊区、脑干、皮质下、肾上腺、耳孔区

配穴　面部抽动加肝、肾、脾、神门。

方法　每次选穴 4～6 个，用药籽贴压耳穴，以强刺激按压 1～2 分钟。3～5 日换药贴 1 次，5 次为 1 疗程，每疗程间隔 1 周左右。长期治疗。

❖ 主穴　肝、肺、大肠、口、眼、面颊区

方法　耳穴贴压法。用王不留行药籽贴压所选耳穴，并轻轻按揉贴压处 1～2 分钟。3～5 日换 1 次，5 次为 1 疗程。每疗程间隔 1 周左右。

头　痛

❖ 主穴　额、颞、枕、太阳、皮质下、脑点、相应部位

配穴　肝阳头痛加肝阳、胰胆；肾虚及气血两虚加肾、脾、肝、内分泌；头痛属痰阻者加脾、胃、艇中；头痛属瘀血者加交感、肾上腺、枕小神经。耳尖可用 5 分毫针浅刺

放血。

方法　选穴 3～5 个，用药籽贴压耳穴，每天按揉多次，每次 1～2 分钟强刺激。隔3～5 日换药贴 1 次，5 次为 1 疗程。

❖ 主穴　肝、胆、额、太阳

方法　于穴区敏感处贴压药籽，每日压 5～6 次，每次 5～10 分钟。隔日换籽，双耳交替使用。此用于偏头痛。

❖ 主穴　胆、肝、心脾、肾、太阳、额

方法　于穴区敏感处贴压药籽，每日压 5～6 次，每次 1～2 分钟。隔日换籽，双耳交替使用。此治偏头痛。

胸　痹

❖ 主穴　心、胸、小肠、交感、皮质下

方法　用药籽贴压耳穴，以手指按压穴位 1～2 分钟，强刺激。3～5 日换药贴 1 次，5 次为 1 疗程。

❖ 主穴　心

配穴　肺、肝、肾、耳神门

方法　用王不留行药籽贴压主耳穴及配耳穴。3～5 日换药贴 1 次，5 次为 1 疗程。常贴压。

胁　痛

❖ 主穴　胸、肝、胆、三焦、神门、枕、交感

方法　用药籽贴压耳穴上强刺激。隔 3～5 日换药贴 1 次，5 次为 1 疗程，疗程间隔1 周左右。

附：药物外用

• 白芥子、吴茱萸各等份。将二味药研细末，用水调成糊状，涂敷京门穴上，外用纱布覆盖、胶布固定。

胃　痛

❖ 主穴　十二指肠、胃、脾、皮质下、神门、肝、交感、内分泌、口、肾、胰腺、艇中

配穴　寒邪犯胃加口、皮质下；饮食停滞加胰腺、皮质下；肝胃蕴热加艇中、脾；脾胃虚寒加口、脾、胃。

方法　每次选穴 3～5 个，用药籽贴压耳穴，并用手按压穴位 1～2 分钟以强刺激。隔 3～5 日换药贴 1 次，5 次为 1 疗程，进行多个疗程治疗。

❖ 主穴　胃、脾、十二指肠、交感、内分泌

方法　用王不留行药籽贴压，1 周更换另一侧耳穴，连续 4 周为 1 疗程。

腹　痛

❖ 主穴　大肠、小肠、腹、脾、胃、交感

　　配穴　艇中、神门、枕

　　方法　选穴4～6个，用药籽贴压耳穴，以手指按压穴位1～2分钟。隔3～5日换药贴1次，5次为1疗程。

　　附：药物外用

　• 生葱60g，生白萝卜80g。将二味炒半熟，趁热布包，敷于腹部。

腰　痛

❖ 主穴　腰、腰脊、肾、神门、皮质下

　　配穴　气滞血瘀者加相应部位及脾、肾、皮质下；虚证加肝、膀胱、小肠。

　　方法　选穴3～5个，用药籽贴压选用的耳穴，以手按压1～2分钟，刺激之。急性腰扭伤者每日或隔日换药1次，虚证者可3～5日换药贴1次。两耳可交替治疗。

❖ 主穴　腰肌区、耳神门

　　配穴　肝、脾

　　方法　用药籽贴压耳穴，并轻压按揉1～2分钟。3～5日换药贴1次，5次为1疗程。

痹　证

❖ 主穴　膝

　　配穴　痛痹加肝、肾；着痹加脾、三焦、肘。

　　方法　用药籽贴压各耳穴，经常按揉1～2分钟，强刺激之。每3～5日换药贴1次，5次为1疗程，以多个疗程治疗，每个疗程间息1周左右。

　　附：药物外用

　• 吴茱萸16g，大蒜1头。将二味药捣烂，取药布包裹患侧足心处。

痿　证

❖ 主穴　肺、耳神门、皮质下、颈椎、胸椎、腰骶椎

　　方法　以药籽贴压各耳穴，并轻压按揉每穴1～2分钟，每日数次揉之。隔1周换药贴1次，5次为1疗程，每次疗程间隔1周。此用于小儿痿证属肺热型。

　　附：药食调理

　• 炒苍术、炒黄柏各等份。将药共研细末备用。每用时，取药末10g，捣生姜取汁，以姜汁冲服药末。

疟　疾

❖ 主穴　肝、胆、脾、肾、皮质下、内分泌

　　方法　用王不留行药籽贴压耳穴，揉按 1～2 分钟，每次选 3～5 穴，发作前后都可使用。

❖ 主穴　心、肝、脾、颈椎、三焦、皮质下、肾上腺

　　方法　选穴 3～5 个，以药籽贴压耳穴，轻压 1～2 分钟，1 日数次按压。隔日或 3 日换药贴 1 次。发作前后都可使用。

　　附：药物外用

　• 鲜毛茛叶 30g。将药捣烂，敷于双侧寸口处，外用纱布包扎固定。次晨去药，再以消毒纱布包扎好。

坐骨神经痛

❖ 主穴　坐骨神经点、耳神门、腰、臀

　　配穴　大腿后侧疼痛者加膀胱；大腿外侧疼痛者加胆；肾虚者加肾。

　　方法　用药籽贴压耳穴，以手指按压穴位 1～2 分钟，强刺激。每 3～5 日换药贴 1 次，5 次为 1 疗程。

❖ 主穴　坐骨神经点

　　方法　取对侧坐骨神经点，用王不留行药籽贴压其上，并轻点按揉多次，每隔 2 小时 1 次，1 周后取下药贴。

三叉神经痛

　　主穴　皮质下、额、目$_1$、目$_2$

　　方法　用王不留行药籽贴压耳穴，单侧痛先贴压患侧，交替贴压，双侧痛贴压双侧。隔 3～5 日换药贴 1 次，5 次为 1 疗程，每疗程间隔 1 周左右。

❖ 主穴　相应部位（眼、上下颌、上下颚、额）耳神门脑干枕

　　配穴　大肠、外鼻、外耳

　　方法　选穴 3～5 个，用药籽贴压，以手轻压按揉 1～2 分钟。两耳亦可交替使用。3～5 日换药贴 1 次，5 次为 1 疗程。

漏肩风

❖ 主穴　相应部位、脾、肾、神门

　　配穴　肾上腺、内分泌、耳尖

　　方法　用王不留行药籽贴压肩颈、肩臂等相应部位，前后对称贴压，3 日换药贴 1 次，5 次为 1 疗程，每疗程间隔 1 周左右。双耳交替治疗。

❖ 主穴　肩、肩关节、锁骨、耳神门、相应部位

　　配穴　肝、脾

　　方法　用药籽贴压耳穴，以手轻轻按压1～2分钟。3～5日换贴1次，5次为1疗程。双侧交替使用。

骨　痹

❖ 主穴　肝、肾、颈项

　　方法　以王不留行药籽贴压各耳穴，以手按揉1～2分钟。每3～5日换1次，连续5～10次贴压。

❖ 主穴　脑点、颈椎、枕、耳神门、肝、肾

　　配穴　肩臂酸困加锁骨、肩关节；手指麻木加腕、指。

　　方法　选穴3～5个，用王不留行药籽贴压所选耳穴，以手按揉每穴1～2分钟。3～5日换1次，5～10次为1疗程。

❖ 主穴　颈椎、肝、脾、耳神门、皮质下

　　方法　用王不留行药籽贴压各耳穴，以手按揉1～2分钟。3～5日换药贴1次，持续贴压。

月经不调

❖ 主穴　肝、肾、心、脾、耳神门、内分泌、子宫、卵巢、交感、皮质下

　　方法　每次选3～5穴，用药籽贴压耳穴，轻压1～2分钟，每日数次压之。隔周换药贴1次，5次为1疗程，疗程间隔1周左右。

　　附：药食调理

• 益母草10g，红糖15g。将二味加水煎数沸，去渣取汁，温服。1日2次，连服3日。

痛　经

❖ 主穴　子宫、内分泌、肾

　　配穴　血瘀气滞者加三焦、交感、皮质下、心；气血虚弱者加肺、脾、内分泌、血液点。

　　方法　选穴3～5个，用药籽贴压耳穴，轻压1～2分钟，刺激之。隔3～5日换药贴1次，5次为1疗程。

❖ 主穴　子宫、卵巢、附件、肾上腺、内分泌、肝、脾、肾

　　配穴　腰痛点

　　方法　用王不留行药籽贴压所选耳穴，以手轻轻按揉各穴1～2分钟，每日按揉2～3次，以耳部发热为佳。3～5日换药贴1次，5次为1疗程。

经 闭

❖ **主穴** 子宫、卵巢、缘中、内分泌、肝、脾、肾

配穴 肝肾不足加肝、肾、三焦；气血两虚加心、脾、血液点；气滞血瘀加交感、脑点、皮质下。

方法 每次选穴 3～5 个，用药籽贴压耳穴，轻压 1～2 分钟，刺激之。隔 3～5 日换药贴 1 次，5 次为 1 疗程。

附：药物外用

• 红花 50g，食醋 200ml。将二味一同煎煮，趁热熏蒸鼻孔。

崩 漏

❖ **主穴** 子宫、内分泌、卵巢、脑点

配穴 血热者加耳神门、脾、膈、子宫；血瘀者加子宫、内分泌、肝、脾、肺、血液点、三焦。

方法 选穴 3～5 个，用药籽贴压耳穴，轻压 1～2 分钟，刺激之。隔 3 日换药贴 1 次。血瘀者宜先在耳背静脉处用毫针浅刺放血，后以药籽按压耳穴。

附：药物外用

• 蓖麻叶 1 张。将药捣烂，包在患者头顶上。1 日换药 1 次。

白带过多

❖ **主穴** 耳尖、宫颈、内分泌、三焦、肾上腺、脾、卵巢

配穴 脾虚下肢浮肿加小肠、腹水点；肝郁湿热下注者加肝、胆、耳神门、肾上腺；腹坠胀者加腹、艇中；肾虚腰酸痛者加腰骶椎、腰痛点、肾、膀胱。

方法 每次选 3～5 穴，用药籽贴压耳穴，轻压 1～2 分钟。隔 3～5 日换药贴 1 次，5 次为 1 疗程。

附：药物外用

• 枯矾 30g，杏仁 10g。先去杏仁皮尖，后将二味药捣研，炼蜜为丸如枣核大。临睡时置药于阴道中，待其自行溶化。

妊娠恶阻

❖ **主穴** 脾、胃、肝、三焦、神门

方法 用药籽贴压耳穴，以手指轻按穴位 1～2 分钟。隔 3～5 日换药贴 1 次，5～10 次为 1 疗程。

❖ **主穴** 胃、肝、耳中、交感、皮质下

配穴 内分泌、耳神门、脾

方法 选穴 3～5 个，药籽贴压，手指轻按，每穴 1～2 分钟。3～5 日换药贴 1 次，5 次为 1 疗程，疗程间息 1 周左右。两耳交替使用。

胎位不正

❖ 主穴 子宫

配穴 内分泌、神门、交感、肾

方法 用王不留行药籽贴压耳穴，轻轻揉按 2～3 分钟。隔日或每日 1 次，至胎正为止。

❖ 主穴 子宫、交感、皮质下、肝、腹、脾、肾

方法 用王不留行药籽贴压耳穴，每日按压 3 次，每次 2～3 分钟。2～4 日更换药贴 1 次，5 次为 1 疗程，疗程间隔 3～5 天。两耳轮换使用。

❖ 主穴 子宫转胎

方法 两耳左取子宫穴、右取转胎穴，用王不留行药籽贴压，并每日自行按压数次，每次 2～3 分钟。

滞 产

❖ 主穴 子宫、内分泌、皮质下、膀胱、肾

方法 用药籽贴在耳穴，每穴轻轻揉按 2～3 分钟，每日多次按揉，至顺产。

❖ 主穴 内生殖器（子宫）、肝、肾、脾

配穴 心腹缘中

方法 药籽贴压耳穴，并以手指轻压揉捏，每穴 1～2 分钟，短时间内可按揉多次。两耳同时使用。

附：药物外用

• 乌梅 1 粒，巴豆仁 3 粒，胡椒 7 粒。将三味药捣研为细末，用酒或醋调和，敷涂脐下。

胞衣不下

❖ 主穴 子宫、内分泌、皮质下、肝、脾、肾

方法 用药籽贴压耳穴，以手按揉、刺激穴位 2～3 分钟，至胞衣下。

附：药物外用

• 皂荚 15g。将药研细末，以一纸筒取药末少许，吹入患者鼻孔中。

乳 痈

❖ 主穴 乳腺、内分泌、肾上腺、胸

配穴 热盛者加胃、脑垂体、肝。

方法 用 5 分毫针浅刺耳尖放血后，再用药籽贴压耳穴，按压 1～2 分钟，刺激之。

每 3～5 日换药贴 1 次，5 次为 1 疗程。

附：药物外用

• 生半夏适量。将药以细纱布包裹，塞入患乳对侧的鼻孔中。

乳　缺

❖ 主穴　胸、脾、肝、胃、内分泌

　　方法　用药籽贴压耳穴，以手轻揉按压 2～3 分钟。隔 3～5 日换药贴 1 次，5 次为 1 疗程。

❖ 主穴　乳腺、内分泌、缘中

　　配穴　肝、脾、胃、肾

　　方法　用药籽贴压各耳穴，并以手指轻揉按压，每穴 1～2 分钟。3～5 日换药贴 1 次，5 次为 1 疗程。两耳交替使用。

产后恶露不尽

❖ 主穴　子宫、神门、交感、内分泌、肝、脾、肾

　　方法　用药籽贴压耳穴，以手指按压各穴 1～2 分钟，每日多次按压，以刺激之。隔 3～5 日换药贴 1 次，5 次为 1 疗程。

附：药物外用

• 百草霜 9g。将药以热烧酒调匀，涂敷于脐上。

产后血晕

❖ 主穴　心、神门、肝、交感、子宫、皮质下、缘中

　　方法　选 3～5 穴，用药籽贴压耳穴，以手指按压穴位 1～2 分钟，以刺激之。隔 3～5 日换药贴 1 次，5～10 次为 1 疗程。

附：药物外用

• 生半夏 30g。将药研细末，用冷水调和，做成黄豆大小的药丸。取药 1 丸，塞入患者鼻孔中。

产后发热

❖ 主穴　子宫、内分泌、风溪、肾上腺、耳尖、交感

　　方法　首先以 5 分毫针浅刺耳尖放血数滴，然后用药籽贴压耳穴，并按压 1～2 分钟。隔 3～5 日换药贴 1 次，5～10 次为 1 疗程。

附：药食调理

• 荆芥穗（炒焦）15g，薄荷 8g。先用水煎荆芥穗一二沸，再加薄荷微煎，去渣取汁，温服。

不孕症

❖ **主穴**　子宫、卵巢、内生殖器、内分泌、肾

方法　用王不留行药籽贴压各耳穴，轻压按揉，每穴 1～2 分钟，每日按压数次。隔日贴 1 次。可配合体针拔罐治疗，针刺合谷、三阴交、归来、太冲穴，拔罐气海、关元穴。坚持疗程治疗。此用于脾肾不足型不孕症。

附：药物外用

• 延胡索、五加皮、乳香、白芍、杜仲各 10g，菟丝子、川芎、女贞子各 20g。将各药共研细末，用凡士林适量将药末调成膏状。每用时，取药膏适量贴敷关元、三阴交穴。每 3 日换药 1 次。

小儿惊风

❖ **主穴**　肝、肾、心、皮质下、内分泌、耳神门

配穴　食少纳差加脾、胃。

方法　每次选穴 2～3 个，用小儿惊风丸加麝香少许，贴压各耳穴上，轻按揉每穴 1～2 分钟，每日按压数次。隔 1 周换穴换药贴。双耳交替使用。

❖ **主穴**　脑点、心、耳神门、神经点、皮质下

方法　以药籽贴压各耳穴，轻按揉，每穴 1～2 分钟，1 日数次按揉。隔 3～5 日换贴 1 次。双耳交替使用。此用于小儿夜惊。

小儿泄泻

❖ **主穴**　胃、大肠、小肠、脾、肾

方法　用王不留行药籽贴压各耳穴，以手指轻轻按揉，每穴 1～2 分钟，每日 2～3 次。隔 3 日换药贴 1 次。

❖ **主穴**　神门、盆腔、交感、肝、脾、胃、大肠、小肠

方法　每次选 3～5 穴，用王不留行药籽贴压，每日按压 3～5 次，每次 1～2 分钟。隔 3～5 日换贴 1 次。

❖ **主穴**　胃、大肠、小肠、胰、胆

配穴　烦躁不安加耳神门；呕恶加交感。

方法　选穴 3～5 个，用王不留行药籽贴压，每日按压 3～5 次，每次 1～2 分钟。

小儿积滞

❖ **主穴**　脾、胃、膈

配穴　艇中、大肠、腹、皮质下

方法　用王不留行药籽贴压各耳穴，每日揉按 1～2 次。3～5 日或隔周换药贴 1 次，5～10 次为 1 疗程。

附：药物外用

• 干姜、小茴香各 15g，川椒 12g。将药共研细末，装入 4 寸见方的纱布袋里，放在肚脐上，再敷上热水袋。

小儿疳证

❖ **主穴** 脾、胃、大肠、皮质下、内分泌

方法 用药籽贴压耳穴，以手指按压穴位 1～2 分钟，较强刺激之。隔 3～5 日换药贴 1 次，5 次为 1 疗程，疗程间隔 1 周左右。

附：药物外用

• 滑石 3g，蟾酥 1g，干胭脂 0.3g。将药共研末，以一纸筒取药末少许，放入患儿鼻孔中。

小儿顿咳

❖ **主穴** 支气管、肺、耳神门，交感

配穴 初咳期加大肠、耳尖、屏尖；痉咳期加皮质下、肾上腺、大肠；恢复期加脾、肝。

方法 以药籽贴压各耳穴，并轻压每穴 1～2 分钟，1 日数次。用三棱针点刺身柱穴放血，加拔火罐 5～10 分钟。隔日治疗 1 次。

附：药食调理

• 薏米 10g，山药 10g，竹叶 30 片，梨 2 片。四味以水煎数沸，去渣取汁，作茶饮服。

小儿发热

❖ **主穴** 耳尖、肾上腺、风溪、内分秘、肺、胃

方法 先用 5 分毫针浅刺耳尖放血数滴，后用药籽贴压各耳穴，按压 1～2 分钟。隔 3～5 日换药贴 1 次，5 次为 1 疗程。

附：药物外用

• 绿豆粉 20g。用鸡蛋清将绿豆粉调匀成糊状，涂敷在患儿两足心处，外用纱布固定。

小儿疝气

❖ **主穴** 外生殖器、小肠、交感、神门、肝

方法 用药籽贴压各耳穴，轻按 1～2 分钟。每 3～5 日换药贴 1 次，5 次为 1 疗程。

小儿夜啼

❖ **主穴** 神门、缘中、交感、皮质下、心、肝、脾

方法 用药籽贴压耳穴，并轻压 1～2 分钟。隔 3～5 日换药贴 1 次，5 次为 1 疗程。

两耳可交替治疗。

附：药物外用

• 朱砂 0.5g，五倍子 1.5g，陈细茶适量。将前二味药研细末，陈细茶嚼烂，二者混合，加水少许，捏成小饼，敷在肚脐中，包扎固定。

小儿尿床

❖ **主穴** 膀胱、肾、膈、脑点、枕、皮质下、尿道、脾、三焦、交感

方法 选穴 3～5 个，用药籽贴压耳穴，以手按揉 1～2 分钟，以刺激之。每 3～5 日换药贴 1 次，5 次为 1 疗程，疗程间隔 1 周左右。

❖ **主穴** 肾、膀胱、内分泌、耳神门、兴奋点

配穴 嗜睡加兴奋点；渴而喜饮加渴点；尿频、便秘加大肠。

方法 选穴 3～5 个，用王不留行药籽贴压，并随证加减。

❖ **主穴** 肾、膀胱、脾、肺、皮质下、缘中、耳中、额、腰骶椎

方法 每次选 3～5 穴，用王不留行药籽贴压。5 次为 1 疗程。

小儿痄腮

❖ **主穴** 耳尖、腮腺、面颊区、神门、风溪、耳轮（4、5、6）、皮质下、肺、对屏尖

配穴 病在少阳经者加三焦；病在阳明经者加胃。

方法 选 3～5 穴，用药籽贴压耳穴，以手按揉 1～2 分钟，较强刺激之。每 3～5 日换药贴 1 次。用 5 分毫针浅刺耳尖、对屏尖放血。

❖ **主穴** 双侧腮腺、单侧耳尖、内分泌、耳神门

方法 王不留行药籽贴压，每日按压 4～5 次，每次 1～2 分钟。5 次为 1 疗程。

❖ **主穴** 对屏尖、面颊、肾上腺、耳神门

配穴 耳尖、腮腺、耳背静脉

方法 用王不留行药籽贴压耳穴。若点刺可用毫针针刺耳尖、腮腺及耳背静脉处放血。

小儿鹅口疮、口疮

❖ **主穴** 耳尖、口、舌、心、肾、内分泌、肾上腺、风溪

方法 用药籽贴压耳穴，以手指按压 1～2 分钟，以刺激之。每 3～5 日换药贴 1 次，5 次为 1 疗程，疗程间隔 1 周左右。

附：药物外用

• 吴茱萸适量。将药研细末，以醋调和成糊状，敷于两足心。

小儿虫病

❖ **主穴** 大肠、胃、胆、交感、皮质下、腹

方法　用药籽贴压耳穴，并按揉 1～2 分钟，刺激之。每 3～5 日换药贴 1 次，5 次为 1 疗程，疗程间隔 1 周左右。

附：药物外用

• 苦参适量。将药研细末，用凡士林调匀，涂敷肛门处。

丹 毒

❖ 主穴　脾、内分泌、耳神门、肾上腺

方法　用 5 分毫针在相应部位或耳尖放血，再用王不留行药籽贴压各耳穴处，每穴按揉 2～3 次，每次 3～5 分钟，2～3 日后取下。

附：药物外用

• 马头兰不拘多少。将药捣绞取汁，用鸡毛蘸药汁涂擦患处，干则易之。

疔 疮

❖ 主穴　耳神门、肾上腺、皮质下、耳尖、枕、相应部位

方法　先针刺泻肺俞穴，留针 10～15 分钟，后以药籽贴压各耳穴，并轻按揉，每穴 1～2 分钟，1 日 2～3 次按压。隔 3～5 日换贴 1 次。或耳尖针刺放血，两耳交替使用。

附：药物外用

• 苍耳蠹虫 3 条。将药烧存性，研细末，用香油调匀，涂疔上。

风 疹

❖ 主穴　耳尖、风溪、肾上腺、内分泌、肺、脾、耳神门、荨麻疹点、枕、相应部位

配穴　痒甚心烦者加心、耳神门、膈；便秘者加大肠、便秘点、直肠下端、皮质下；气血虚弱者加肝、脾、内分泌。

方法　先用 5 分毫针点刺耳尖放血。选穴 3～5 个，用药籽贴压各耳穴，强刺激。隔 3～5 日换药贴 1 次。

❖ 主穴　荨麻疹区、肺、脾、肾上腺、皮质下、耳神门、内分泌

方法　用王不留行药籽贴压。每日轻轻按揉 3～5 次，每次 1～2 分钟。

湿 疹

❖ 主穴　肾、三焦、子宫、外生殖器

方法　用王不留行药籽贴压各耳穴，并以手指轻按穴位 1～2 分钟。隔 3～5 日换药贴 1 次，5 次为 1 疗程。

❖ 主穴　相应部位、肺、脾、风溪、肾上腺、内分泌

配穴　心、小肠、膈、枕、耳神门

方法　选穴3～5个，用药籽贴压，并以手指轻按1～2分钟。3～5日换药贴1次，5～10次为1疗程，疗程间隔3～5日。两耳交替使用。

牛皮癣

❖　主穴　耳尖、耳神门、皮质下、肾上腺、相应部位

配穴　肺、大肠、脾、膈

方法　选穴3～5个，用药籽贴压，并以手指轻揉按压1～2分钟。3～5日换药贴1次，5次为1疗程，疗程间隔1周左右。两耳交替或同时治疗。

附：药物外用

• 泽漆不拘多少。将药折断，断处流出乳白色汁液，取汁液涂擦患处。

蛇串疮

❖　主穴　肺、脾、心、神门、交感

配穴　湿邪偏盛者加皮质下、胃；气滞血瘀者加心、肝、相应部位；热邪偏盛者加胆、相应部位。

方法　选穴3～5个，用药籽贴压各耳穴，并按揉1～2分钟，以强刺激之。隔3～5日换药贴1次，5次为1疗程。

附：药物外用

• 黄连末、黄柏末、熟石膏末各15g，冰片1.5g。将药共研合匀，用凉开水调和，涂于疮面上。

肠痈

❖　主穴　阑尾、大肠、小肠、交感、神门、肾上腺

配穴　口、耳迷根、耳舟。高热者加耳尖、耳轮；大便秘结者加便秘点、三焦、胃。

方法　选3～5穴，用王不留行药籽贴压耳穴，按压2～3分钟，强刺激之。3～5日换药贴1次，或隔周1次。可用5分毫针浅刺耳尖放血。

❖　主穴　阑尾、大肠、小肠、交感、腹

配穴　耳神门、枕、内分泌

方法　选穴3～5个，用药籽贴压，手指轻按，每穴1～2分钟。3～5日换药贴1次，5次为1疗程。

痔疮

❖　主穴　肛门、直肠、大肠、肺、肾上腺、缘中膈、痔核点

方法　用药籽贴压各耳穴，按揉1～2分钟。并以肛门穴为主沿耳轮内外缘肛门穴对应处贴压。

❖ 主穴　直肠、肛门、痔核点

方法　以三棱针先点刺上耳穴放血3～5滴，第2日用王不留行药籽贴压其上，并按压1～2分钟。隔3～5日再行之。

❖ 主穴　肛瘘

配穴　肛裂加肛门、心、肺；混合痔加痔核点、直肠下段、心；气虚加耳神门、肾上腺；血虚加耳神门、皮质下、内分泌；虚实夹杂加交感、耳神门。

方法　用王不留行药籽贴压主耳穴，再随证选用相关配穴贴压，每小时按压1次，每次1～2分钟，以加强刺激。持续1～2日或数日。此治痔漏术后疼痛。

扭　伤

❖ 主穴　相应部位、皮质下、神门、枕、肾上肾、耳尖

方法　用药籽贴压各耳穴，每日多次按揉，每次1～2分钟，强刺激之。隔3～5日换药贴1次。可用毫针浅刺耳尖放血。

❖ 主穴　耳神门、皮质下、腰骶椎、相应敏感点

方法　用王不留行药籽贴压，隔3～5日换药贴1次。此治急性腰扭伤。

❖ 主穴　耳神门、肾、腰痛点、腰骶椎

方法　用王不留行药籽贴压各耳穴，每日按揉2～3次。3～5日换贴1次。此治急性腰扭伤。

落　枕

❖ 主穴　颈、颈椎、神门、枕、肩

配穴　肝、脾

方法　用药籽贴压各耳穴，以手指按揉，每穴2～3分钟，强刺激之。每3～5日换药贴1次，5次为1疗程。

❖ 主穴　相应部位（颈、颈椎）、耳神门

配穴　左右受限者加肝、胆；前后受限者加膀胱、小肠。

方法　用药籽贴压耳穴，并以手指轻压按揉，每穴1～2分钟。3～5日换药贴1次，5次为1疗程。

耳鸣、耳聋

❖ 主穴　内耳、外耳、枕、肾、三焦、颞、肝

配穴　口苦、胸闷者加胆、耳尖。

方法　每次选3～5穴，用药籽贴压耳穴，以手指轻轻按揉，每穴1～2分钟。3～5日换药贴1次，5次为1疗程，疗程间隔1周左右。可用毫针浅刺耳尖放血。

❖ 主穴　肾上腺、垂体前叶

配穴　高音耳鸣加内耳、颞叶；低音耳鸣加中耳腔、咽鼓管。

方法　用王不留行药籽贴压，每日自行按揉3～5次，每次1～2分钟。5次为1疗程。治耳鸣证。

❖ 主穴　内耳、脑干、额叶、语言中枢、毛细血管、肾

方法　用药籽贴压耳穴。每穴、每日按压数次，每次1～2分钟。3～5日换贴1次。治耳鸣、耳聋证。

聤 耳

❖ 主穴　内耳、外耳、肾上腺

配穴　耳尖、颞、皮质下

方法　先用5分毫针在消毒过的耳尖处点刺放血，后用药籽贴压各耳穴，每日按揉2～3次，每次1～2分钟。2～3日后取下药贴。

❖ 主穴　内耳、外耳、肾上腺、肝、肾

配穴　耳尖、目$_2$、皮质下、颞

方法　选穴3～5个，用药籽贴压，并手指轻按，每穴1～2分钟。每次取一侧耳穴，两耳交替用。3日换贴1次，5次为1疗程。若有热者，可耳尖针刺放血。

附：药物外用

• 龙骨3g，梅片少许。将药共研为极细末，以一羽毛管取药末少许，吹入患耳中。若耳内有痒感，可于上方中加枯矾少许。

目赤肿痛

❖ 主穴　眼、目$_1$、目$_2$、耳尖、肝

配穴　热感者加肺、枕；风热者加心、肺。

方法　先消毒耳尖，用毫针浅刺放血数滴，后用王不留行药籽贴压各耳穴，按揉1～2分钟，强刺激之。隔3～5日换药贴1次，5次为1疗程。

附：药物外用

• 黄柏3g，人乳5ml。将黄柏研为极细末，用人乳浸，取汁点眼。1日数次。

夜 盲

❖ 主穴　眼、目$_1$、目$_2$、肝、肾、脾

方法　用王不留行药籽贴压各耳穴，常以手指轻按揉之，每穴1～2分钟。3～5日换药贴1次，5次为1疗程，疗程间隔1周左右。

附：药食调理

• 公羊肝1个，谷精草末120g。令羊肝不沾水，以竹刀破开，纳入谷精草末，置瓦罐中煮熟，不拘时，空腹服食，以愈为度。

针　眼

❖ **主穴**　耳尖、眼、目₂、脾

　　配穴　肝、风溪、神门

　　方法　先用毫针浅刺耳尖放血数滴，后用药籽贴压各耳穴，并以手轻按揉之，每穴1～2分钟，每日多次按揉之。3～5日换药贴1次，5次为1疗程。

❖ **主穴**　耳神门、肝、肾、眼、皮质下、心、目₁、目₂、耳尖

　　方法　用王不留行药籽贴压。贴压1～2次或2～3次即有疗效。可以毫针浅刺耳尖放血。两耳交替使用。

❖ **主穴**　目₁、目₂、眼、皮质下、耳郭压痛点

　　方法　用王留行药籽贴压耳穴，每日数次按揉之，每穴1～2分钟，以加强刺激。可用毫针浅刺耳尖放血。3～5日换药贴1次，5次为1疗程。

眼睑下垂

❖ **主穴**　肝、脾、眼、目₂、交感、皮质下

　　方法　用王不留行药籽贴压各耳穴，轻按揉之，每穴1～2分钟，弱刺激之。3～5日换药贴1次，5次为1疗程，疗程间隔1周左右。

　　附：药物外用

• 五倍子适量，蜂蜜适量。将五倍子研末过筛，用蜂蜜调匀，涂敷患处。每日数次涂敷。

近　视

❖ **主穴**　耳尖、肝、脾、肾、眼、目₂、目₁

　　配穴　心阳虚者加心、神门；肝肾两虚者加肝、肾。

　　方法　每次选3～5穴用王不留行药籽贴压耳穴，每日多次按揉之，每1～2分钟。3～5日换药贴1次，5次为1疗程，疗程间隔1周左右。

❖ **主穴**　①近视₁、肝、皮质下；②近视₂、眼、肾

　　方法　两组穴位交替使用，用王不留行药籽贴压，每日多次按揉，每次1～2分钟，常刺激耳穴。

❖ **主穴**　耳穴敏感点

　　方法　将王不留行籽、麝香、冰片、夜明砂、蚕沙、石菖蒲等制成药籽丸，贴压耳部敏感点。每日按揉数次以刺激穴位。5次为1疗程。

斜　视

❖ **主穴**　眼、目₁、目₂

　　方法　各耳穴消毒后，用王不留行药籽贴压耳穴，每日按揉2～3次，每次1～2分

钟，3 日后取下。

　　附：药物外用

　　• 松香 1.5g，乳香、朱砂、铜绿各 0.75g，蓖麻仁适量。将药共捣研成膏状，取药膏适量敷太阳穴，左贴右，右贴左。

鼻　渊

❖　**主穴**　内鼻、肺、肾上腺、风溪、外耳、内分泌、胆

　　配穴　风热者加肝、脑点；风寒者加脾、大肠、内分泌。

　　方法　用药籽贴压所选用的 3～5 穴，以手按揉，每日 1～2 次，隔 3～5 日换药贴 1 次，5 次为 1 疗程。常治疗。

❖　**主穴**　内鼻、外鼻、风溪、肺、内分泌、膈

　　配穴　脾、肾、肾上腺

　　方法　选穴 3～5 个，药籽贴压，手指轻按 1～2 分钟。3～5 日换 1 次，5 次为 1 疗程。

鼻　鼽

❖　**主穴**　内鼻、外鼻、肺、肾上腺

　　方法　用胶布将王不留行药籽贴压在耳穴，患者可自行按压，每日多次。

❖　**主穴**　内鼻、外鼻、肺、过敏点、胰胆、耳迷根

　　方法　用王不留行药籽贴压耳穴，每日按压数次，每次 1～2 分钟。

❖　**主穴**　肺、内鼻、外鼻、耳神门

　　配穴　内分泌、肾上腺、咽喉、耳、口、眼

　　方法　用药籽贴在耳穴上，每日按揉 5～6 次，两耳交替贴压，3～5 日换药贴 1 次，4 次为 1 疗程。

喉　蛾

❖　**主穴**　咽喉、内鼻、肺

　　方法　用王不留行药籽贴压，每日按压 5～6 次，每次 1～2 分钟，强刺激之。3～5 日换药贴 1 次。

❖　**主穴**　咽喉、下屏尖、脑

　　配穴　肺阴不足加肺、对屏尖；肾阴亏损加肾、耳神门；胃腑积热加胃、脾。

　　方法　耳穴贴压。用王不留行药籽贴压主耳穴，随证加贴相关耳穴，每日多次按压，强刺激。3～5 日换药贴 1 次。

咽喉肿痛

❖　**主穴**　耳尖、扁桃体、咽喉、内分泌、风溪、肾上腺

　　方法　急性咽喉肿痛者可用消毒过的毫针点刺耳尖、扁桃体放血，余穴用药籽贴压按揉。慢性咽喉肿痛者亦可用药籽贴压各穴。

　　附：药物外用

- 谷精草、土牛膝各30g。将药捣研取汁，滴入双侧鼻孔中。

牙　痛

❖　**主穴**　牙、口、三焦、神门、风溪

　　配穴　上牙痛加胃；下牙痛加大肠；胃火牙痛加耳尖；虚火牙痛加肾。

　　方法　耳尖点刺放血，余穴用药籽贴压，每3日或隔5日换药贴1次，5次为1疗程。

❖　**主穴**　口、屏尖、上颌或下颌、牙、耳神门

　　配穴　胃大肠肾

　　方法　选穴3～5个，用药籽贴压，手指轻按1～2分钟。毫针浅刺屏尖放血。每3日换药1次，5次为1疗程。

冻　伤

❖　**主穴**　相应部位、肺、脾、心、交感、皮质下

　　方法　用王不留行药籽贴压各穴，以手指按揉1～2分钟，以刺激之。3日换药贴1次，5次为1疗程。

　　附：药物外用

- 茄根7～8枝。将药劈碎，每晚临睡前，煎水熏洗患部。每晚1次，连续用2～3次。

面部色斑

❖　**主穴**　肾、脾、胃、肝

　　配穴　子宫、内分泌、卵巢、相应部位

　　方法　每选穴3～5个，用王不留行药籽贴压耳穴处，常用手指按揉，每穴1～2分钟，以刺激之。每3～5日或隔周换药贴1次，5次为1疗程。

❖　**主穴**　相应部位、肺、肾上腺、内分泌、肝、肾、缘中

　　配穴　内生殖器、脾、胃

　　方法　先以毫针点刺相应部位放血，再选3～5个耳穴，以药籽贴压，手指轻按每穴1～2分钟。3日换1次，5次为1疗程。两耳交替使用。

痤　疮

❖　**主穴**　肺、内分泌、肾上腺、心、耳尖、相应部位

　　配穴　脾胃湿热加脾、胃、大肠、便秘点、皮质下；冲任不调加子宫、肾、卵巢。

　　方法　用毫针点刺耳尖及相应部位放血，余者每次选 3～5 穴，用药籽贴压耳穴，常刺激之。两耳交替治疗，5 次为 1 疗程。

❖　**主穴**　双侧耳部肺穴

　　配穴　耳神门、交感、内分泌、皮质下

　　方法　用王不留行药籽贴压。5 次为 1 疗程，4 个疗程即可见效。

❖　**主穴**　内分泌、激素、皮质下、肺、心、胃

　　方法　用王不留行药籽贴压耳穴，3～5 日换药贴 1 次，5 次为 1 疗程。

扁平疣

❖　**主穴**　相应部位、肺、大肠、风溪、皮质下、内分泌

　　配穴　肝、耳神门

　　方法　选穴 3～5 个，用药籽贴压、手指轻按 1～2 分钟。每次一侧耳取穴，两耳交替或同时使用。3～5 日换药贴 1 次，5 次为 1 疗程。

❖　**主穴**　耳尖、相应部位、肝、肺、耳神门

　　配穴　内分泌、肾上腺、脾、风溪

　　方法　先以毫针点刺耳尖放血，再选 3～5 个耳穴，以药籽贴压、手指轻按每穴 1～2 分钟。3～5 日换药贴 1 次，5 次为 1 疗程。两耳交替或同时治疗。

酒渣鼻

❖　**主穴**　外鼻、肺、三焦、结节内、内分泌

　　方法　用王留行药籽贴各耳穴，以手按揉 1～2 分钟，每日多次按之，强刺激。3～5 日换药贴 1 次，5 次为 1 疗程。坚持多疗程治疗。

❖　**主穴**　耳尖、外鼻区、肺、胃

　　配穴　脾、内分泌、肾上腺

　　方法　先以三棱针或毫针点刺耳尖放血，再用药籽贴压各耳穴，按揉 1～2 分钟。3～5 日换药贴 1 次，5 次为 1 疗程，疗程间隔 1 周。

狐　臭

❖　**主穴**　腋、脾、肾上腺、内分泌

　　方法　用王不留行药籽贴压各穴，每日按揉 2～3 次，每次 2～3 分钟，3 日后取下。

　　附：药物外用

• 胡粉、藿香、鸡舌香、青木香各 60g。将药研为细末，以细布包裹，纳于腋下。

脱发（斑秃）

❖　**主穴**　相应部位、肺、脾、肾、内分泌、肾上腺、皮质下

配穴　大肠、肝、胆、膀胱

方法　在脱发相应部位以针点刺放血，耳穴选3～5个，用药籽贴压，手指轻按每穴1～2分钟。3日治疗1次，5次为1疗程，疗程之间可休息1周。既可两耳交替使用，亦可两耳同时使用。

附：药物外用

• 黑芝麻梗、柳树枝各等份。将药以水煎数沸，去渣取汁，洗头。

肥　胖

❖ 主穴　脾、胃、口、食道、肾上腺

配穴　头晕、头痛加脑、交感；气短多汗加心、耳神门；便秘加大肠、便秘点；抑郁加肝、胆；阳痿、月经不调加肾、内分泌。

方法　每次选3～5穴，用药籽贴压耳穴，经常按揉每穴1～2分钟，强刺激。3～5日换贴1次，5次为1疗程，疗程间隔1周，可多个疗程治疗。

❖ 主穴　肺、脾、胃、肾、大肠、三焦、耳神门、内分泌

方法　耳穴常规消毒后，用王不留行药籽贴压所选的耳穴，每日可定期按压几次，每次2～3分钟，餐前按压。两耳可交替贴压。

烟　瘾

❖ 主穴　肺、口、耳神门、皮质下

配穴　胃、肝、肾、内分泌

方法　选穴3～5个，用药籽贴压、手指轻按每穴1～2分钟，每日数次按压。3日换药贴1次，5次为1疗程，疗程间息1周左右。

❖ 主穴　肺、胃、耳神门、内分泌、耳部敏感点

配穴　肝、皮质下、口

方法　选穴3～5个，用药籽贴压，以手轻揉按压每穴1～2分钟，每日多次按揉。3～5日换药贴1次，5次为1疗程，疗程间隔1周左右。

第三部分　耳穴简介及常用药物

一、耳郭的形态及解剖名称

耳郭为外耳的一部分，以弹性软骨为支架，并附以韧带、脂肪、结缔组织及退化的肌肉等结构。外覆皮下组织和皮肤。其真皮无乳头层，皮下组织极薄，血管位置表浅，皮肤与软骨紧密相贴。耳垂位于耳郭下方，没有软骨，只含结缔组织和脂肪。耳郭的肌肉包括附着于耳软骨之间的耳内肌和附着于耳郭和颅骨之间的耳外肌，一般没有明显的作用。

（一）耳郭前方表面解剖名称（见图 21）

（1）耳轮——耳郭外缘向前卷曲的部分。
（2）耳轮结节——耳轮外上方稍肥厚的结节状突起，又称达尔文结节。
（3）耳轮尾——耳轮下缘与耳垂交界处。
（4）耳轮脚——耳轮深入到耳腔的横行突起。
（5）对耳轮——与耳轮相对的平行隆起处。
（6）对耳轮上脚——对耳轮向上分支。
（7）对耳轮下脚——对耳轮向下分支。
（8）三角窝——对耳轮上、下脚之间构成的三角形凹窝。
（9）耳舟——耳轮和对耳轮之间的凹沟。
（10）耳屏——耳轮前面的瓣状突起，又称耳珠。
（11）对耳屏——耳垂上部与耳屏相对的隆起。
（12）屏上切迹——耳屏上缘与耳轮脚之间的凹陷。
（13）耳间切迹——耳屏与对耳屏之间的凹陷。
（14）轮屏切迹——对耳屏与对耳轮之间的凹陷。
（15）耳甲腔——耳轮脚以下的耳甲部。
（16）耳甲艇——耳轮脚以上的耳甲部。
（17）耳垂——耳郭最下边的皮垂，内无软骨。
（18）耳甲——是由对耳屏、弧形的对耳轮体部及对耳轮下脚下缘围成的凹窝。

（二）耳郭后方表面解剖名称

耳郭背后面的解剖有三个面、四个沟、四个隆起。

1. 三个面
（1）耳轮背面——耳轮外缘是向前卷曲的，故此面多向前方。
（2）耳轮尾背面——耳舟隆起与耳垂背面之间的平坦部分。
（3）耳垂背面——耳垂背面的平坦部分。

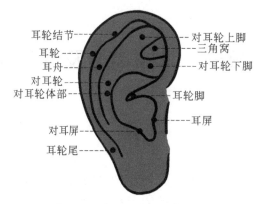

图 21　耳郭前方表面解剖名称

2. 四个沟

（1）对耳轮沟——对耳轮上脚和对耳轮体部背面的凹沟。

（2）对耳轮下脚沟——对耳轮下脚的背面，是一条从内上略向外下走行的凹沟，又称耳后上沟。

（3）耳轮脚沟——耳轮脚的背面。

（4）对耳屏沟——对耳屏背面的凹陷。

3. 四个隆起

（1）耳舟后隆起——耳舟的背面。

（2）三角窝隆起——三角窝的背面，即对耳轮沟与对耳轮下脚沟之间。

（3）耳甲艇后隆起——耳甲艇背面之隆起。

（4）耳甲腔后隆起——耳甲腔背面之隆起。

二、耳穴的分布定位及其主治

耳穴的数目很多，常用者有 100 余穴，我们在中国针灸学会受世界卫生组织西太区委托而制订的《耳穴国际标准化方案》（草案）提出的 92 穴基础上，再结合 19 个经验穴列表如下：

（一）常用耳郭穴位（表 15）

表 15　常用耳郭穴位的分布定位及主治表

解剖名称	耳穴名称	曾用名	定　位	主治举例
耳轮脚及耳轮	耳中	膈	耳轮角	呃逆、外科皮肤病、黄疸
	直肠	直肠下段	耳轮起始部近屏上切迹处	便秘、脱肛、痔痢
	尿道		与耳轮下脚下缘同水平的耳轮处	遗尿、癃闭、尿频
	外生殖器		与对耳轮下脚上缘同水平的耳轮处	外阴湿疹、瘙痒、阳痿
	耳尖前	痔核点	与对耳轮上脚下缘同水平的耳轮处	痔疮、脱肛
	耳尖		耳轮顶端	眼疾、发热、外科皮肤病

解剖名称	耳穴名称	曾用名	定　位	主治举例
耳轮脚及耳轮	结节	肝阳1、肝阳2	耳轮结节处	胁肋痛、纳差
	轮1		自耳轮结节下缘至耳垂下缘中点划为五等份共六穴，由上而下依次为轮1、轮2、轮3、轮4、轮5、轮6	肿毒、发热、感冒
	轮2	扁桃体2、扁桃体3		
	轮3			
	轮4			
	轮5			
	轮6			
耳舟	指		耳舟顶端	指痛、扭挫伤、脉痹
	结节内	过敏区、荨麻疹点	指与腕两穴之间	风团疹块
	腕		将指与锁骨之间的耳舟部分为五等份共六个穴，自上而下，第2~5穴分别为腕、肘、肩、肩关节	腕痛
	肘			肘痛
	肩			肩痛、落枕
	肩关节			肩痛、落枕
	锁骨		与轮屏切迹同水平的耳舟部	漏肩风、落枕、无脉症
对耳轮上角	趾		对耳轮上脚的外上角	指（趾）痛
	跟		对耳轮上脚的内上角	足跟痛
	踝	踝关节	跟、膝两穴之中部	踝扭挫伤、踝痛
	膝	膝关节	对耳轮上脚的中部	鹤膝风、膝扭伤
	髋	髋关节	对耳轮上脚的下1/3处	髋痛
对耳轮下脚	臀		对耳轮下脚的外1/3处	下肢痛、痹证（坐骨神经痛）
	坐骨神经		对耳轮下脚的中1/3处	下肢痛、痹证（坐骨神经痛）
	下脚端	交感	对耳轮下脚的末端	胃脘不舒、嗳气吞酸
对耳轮	颈椎		轮屏切迹至对耳轮上、下脚分叉处分为五等份，下1/5为颈椎、中2/5为胸椎、上2/5为腰骶椎	颈、肩痛
	胸椎			肩、背痛
	腰骶椎			髋骶痛、遗尿
	颈		颈椎穴内侧近耳腔缘	落枕
	胸		胸椎穴内侧近耳腔缘	胸胁痛、蛇串疮
	腹		腰骶椎穴内侧近耳腔缘	泄泻、便秘、痛经
三角窝	耳神门		对耳轮上、下脚分叉处稍上	不寐、各类痛疾、小腹疼痛、浊淋、妇科病、阳痿、遗精、高血压病
	盆腔		对耳轮上、下脚分叉处稍下	
	内生殖器	子宫、精宫、天癸	三角窝底之中部凹陷处	
	角窝上	降压点	三角窝内上方	
耳屏	外耳	耳	屏上切迹近耳轮部	耳鸣、耳聋
	外鼻		耳屏正中	鼻疾患
	屏尖	珠顶	耳屏上部隆起的尖端	发热肿毒、牙痛
	下屏尖	肾上腺	耳屏下部隆起的尖端	痒肿、发热、出血
	咽喉		耳屏内侧面的上1/2处	咽痒痛、失喑、梅核气
	内鼻		耳屏内侧面的下1/2处	鼻渊、感冒

续表

解剖名称	耳穴名称	曾用名	定　位	主治举例
对耳屏	对屏尖	平喘腮腺	对耳屏的尖端	哮喘、疟腮
	缘中	脑点	对屏尖与轮屏切迹中点间	失眠、遗尿
	枕		对耳屏外侧的后上方	头晕头痛、癫痫、抽搐
	颞	太阳	对耳屏外侧的中部	偏头痛、眼痛
	额		对耳屏外侧的前下方	前头痛、眩晕
	脑		对耳屏内侧面上 1/2	失眠、遗尿
	皮质下		对耳屏内侧面下 1/2	纳呆、失眠多梦
耳轮脚周围	口		外耳道口后上方	口疮、牙痛
	食道		耳轮脚下方中 1/3	胸痛、吞咽不利
	贲门		耳轮脚下方外 1/3	恶心、呕吐
	胃		耳轮脚消失处周围	胃脘疼痛、恶心呕吐、纳呆
	十二指肠		耳轮脚上方外 1/3	胃脘痛（十二指肠溃疡）
	小肠		耳轮脚上方中 1/3	心悸、泻痢
	阑尾		大、小肠两穴之间	肠痈（阑尾炎）
	大肠		耳轮脚上方之内 1/3	腹泻、便秘
耳甲艇	肝		耳甲艇的外下方	胁肋巅顶痛、头晕、目疾
	胰胆		肝肾两穴之间	飧泄、胁肋痛、黄疸
	肾		对耳轮上、下脚分叉处下方	腰痛、耳鸣、耳聋、失眠、多梦
	输尿管		肾与膀胱两穴之间	淋证
	膀胱		对耳轮下脚的前下方	癃闭、尿频
	艇角	前列腺	耳甲艇内上角	淋证、阳痿
	艇中	脐周	耳甲艇中央	腹胀、腹痛
耳甲腔	心		耳甲腔中心凹陷处	胸闷气短、脉痹心悸
	肺		耳甲腔中心凹陷处周围	咳喘、鼻病
	气管		外耳道口与心穴之间	咽痛、咳喘
	脾		耳甲腔的外上方	飧泄、腹胀、纳呆、崩漏
	屏间	内分泌	耳甲腔底部屏间切迹内	瘿瘤、消渴、月经不调
	三焦		耳甲腔底部屏间切迹上方	浮肿、便秘、消渴
耳垂	目 1		屏间切迹前下方	眼疾
	目 2		屏间切迹后下方	眼疾
	切迹下	升压点	屏间切迹下方	低血压
	牙		从屏间切迹软骨下缘至舌垂下缘划三条等距水平线，再在第二水平线上引两条垂直等分线，由内向外、由上而下将耳垂分为九个区。1 区为牙，2 区为舌，3 区为颌，4 区垂前，5 区为眼，6 区为内耳，5、6 区交界线周围为颊，8 区为扁桃体	牙痛、牙疾
	舌			口疮、舌痛
	颌			牙痛、面痛
	垂前			失眠
	眼			眼疾
	内耳			耳鸣、耳聋
	颊			面瘫、疟腮
	扁桃体			乳蛾

续表

解剖名称	耳穴名称	曾用名	定　位	主治举例
耳背	上耳根	郁中、脊髓1	耳根最上缘	面痛、面瘫
	中耳根	耳迷根	耳背与乳突交界的根部耳轮脚对应处	头痛、鼻塞、蛔虫症
	下耳根	郁中、脊髓2	耳垂与面颊交界下缘	面痛面瘫
	耳背沟	降压沟	对耳轮上、下脚及对耳轮的耳郭背面呈"Y"形凹沟部分	高血压病
	耳背心		耳背上部	心悸、失眠、多梦
	耳背脾		耳背中部	胃痛、消化不良、食欲不振
	耳背肝		耳背中部外侧	胆囊炎、胆石症、胁痛
	耳背肺		耳背中部内侧	哮喘、皮肤瘙痒症
	耳背肾		耳背下部	头痛头晕、神经衰弱

（二）耳郭经验参考穴（表 16）

表 16　耳穴分布定位及主治表

解剖名称	耳穴名称	曾用名	定　位	主治举例
耳轮	感冒		对耳轮上脚上缘的微前方，耳轮的边缘部	感冒
	肿瘤特异区2	特异区2	耳轮边缘的中上段	癌肿
耳舟	荨麻疹区		腕与肘两穴之间的一个区域	荨麻疹、牛皮癣
	风湿线		从锁骨穴到肘穴的一条线	风湿痛、肩周炎
对耳轮	热穴		腰痛点与腹穴之间，腰痛点穴外下方	疼痛发热、无脉症、腰扭伤
	晕点		颈与平喘两穴连线的中点	心悸、眩晕
	腹外		对耳轮外侧平肾穴	结石症
	止痛点		颈与枕两穴连线的中央	镇痛
三角窝	便秘点		三角窝下缘，对耳轮下脚中段上缘，坐骨神经穴上方	便秘
	喘点		子宫穴外侧	气短、哮喘
	头晕穴		三角窝上缘，神门与降压点两穴之间	眩晕、失眠、多梦
耳甲腔	牙痛奇穴		内分泌、三焦、内鼻三穴的中间，在此区域内寻找敏感点	牙痛
耳屏	渴点		屏尖与外鼻两穴中点偏上处	上焦淫邪、消渴
	饥点		在肾上腺与外鼻两穴的中点偏下处	饥饿、脾胃不和、泻泄
	防近点		屏间切迹内侧 0.2cm，皮质下与内分泌两穴之间	视物不清
	鼻眼净		渴点与饥点两穴之中点，外鼻穴内侧	眼鼻之疾
耳垂	肿瘤特异区1	特异区1	轮4至轮6之间的一条弧线	癌肿
外耳道口	聤宫		外耳道上前缘入耳道2分处	耳鸣、耳聋、耳痛、颈项强痛
耳轮脚后沟	阳维		珠形隆起外侧，耳轮脚后沟上下分支分叉处、耳迷根穴的外下方	耳聋耳鸣、聤耳

三、耳穴示意图（图 22）

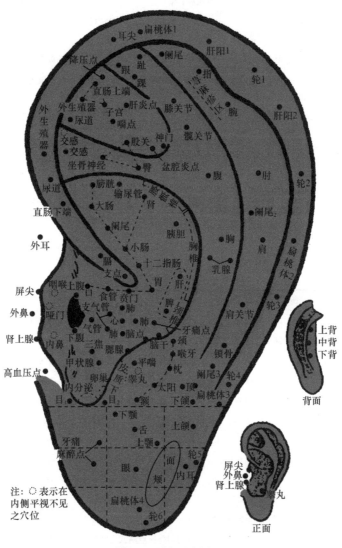

图 22　耳穴示意图

四、耳穴的功能分类，常用耳穴的定位、主治和配方

（一）耳穴的功能分类归纳（表 17）

表 17　耳穴的功能分类归纳

功　　能	耳　　穴
宣肺解表	肺、肾上腺、内分泌、神门、额、耳尖、屏尖、轮1～6
止咳平喘	气管、平喘、神门、肺、胸、交感、结节、内分泌、肾上腺、口、肾、耳尖

功　能	耳　穴
养血安神	神门、枕、皮质下、心、肝、胰胆、垂前、交感、缘中、角窝上、切迹下、耳背沟、耳尖
祛风止痒	肺、神门、肝、脾、枕、心、结节、内分泌、耳中、皮质下、相应部位
降逆止呃	贲门、胃、枕、皮质下、神门、交感、肝、耳中
健脾和胃	脾、小肠、胰胆、内分泌、皮质下、胃、十二指肠、艇中、大肠、肝、脾、三焦、食管结节、皮质下
行气活血	交感、心、肝、皮质下、热穴、脾、三焦、内分泌、肺
疏肝利胆	胆、三焦、内分泌、交感、肝、胰胆
补肾固涩	内生殖器、神门、脾、三焦、内分泌、肾、肝、外生殖器、睾丸、盆腔、耳尖前
通调二便	肾、脾、肺、三焦、内分泌、艇中、膀胱、缘中、尿道、枕、大肠、皮质下、腹、直肠、神门、便秘点、腹、脑、艇角
通经镇痛	神门、交感、颈椎、胸椎、腰、骶椎、颈、胸、颞、额、指、腕、肘、肩、肩关节、锁骨、趾跟、踝、膝、髋、臀、坐骨神经、牙、舌、颌、颊、上耳根、下耳根
理气利咽	口、肺、脾、内分泌、扁桃体
养血明目	耳尖、肾、肝、眼、目1、目2、枕、心、脾
滋阴益聪	外耳、内耳、胆、三焦、肾
通利鼻窍	内鼻、外鼻、中耳根、肺、肾上腺、额
清热解毒	屏尖、肾上腺、阑尾、交感、神门、轮1～6、心、肺、三焦、肝、胆、耳尖
醒脑开窍	脑、额、心、肝、肾、鼻、眼、耳尖
理气排石	胰胆、肝、腹、交感、输尿管、膀胱、肾、三焦、耳尖

（二）常用耳穴的定位、主治和配方（表18）

表18　常用耳穴的定位、主治和配方

耳　穴	定　位	功能及主治	治疗方法
心	耳甲腔中心凹陷处	①宁心安神。主治不寐、多梦、胡言乱语、神昏颠倒、精神失常。②能疏通经脉，活血止痛。主治胸痛、胸闷、气短、心悸脉痹、脉律失常。③有清心火、化瘀行滞之功。主治心火上炎所致之口疮、舌烂，中风偏瘫，舌强不语，气血不足所致之面色苍白晦暗，心血瘀阻所致之面色青紫。④有清心热降火热、养血安神、补肾益精之功。主治赤痢，心肾不交所致之多梦、遗精、阳痿等症	针约3分钟；灸约5分钟；贴压药籽约5日换1次；贴压药膏约5日换1次；贴压磁珠丸约5日换1次；按摩约5分钟；激光照射约5分钟；药物穴位注射等。①不寐，配神门、脾、肾；②心慌、气短，配脑、耳神门、肾上腺；③胸痛，配肝、胃、耳神门；④中风不语，配脑、肝、脾、舌；⑤口疮，配脾、肾、三焦、耳神门、口、舌；⑥脱骨疽，配脾、肾、耳神门及相应部位
肺	耳甲腔内，在心穴上下周围	①养肺气、通血脉。主治脉痹、心悸、气短、无脉症。②宣肺平喘、除痰止咳。主治咳嗽、喘息。③疏风解表、通鼻开窍。主治外感风寒、鼻渊、鼻衄、鼻不闻香臭、鼻不通气。④清泻腑实、利湿导滞。主治泄泻	同心穴。①喘息，配对屏尖、气管、肾、脾、耳神门；②咳嗽，配对屏尖、气管、脾、肾；③外感风寒，配外鼻；④鼻衄，配内鼻、肝；⑤泄泻，配大肠、脾、小肠

耳穴	定位	功能及主治	治疗方法
肝	耳甲艇的外下方，胃的后上方	①养肝益血、祛风除痰、疏筋止痉。主治头晕、目眩、中风偏瘫、月经不调、经闭、舌麻、肢麻、手足痉挛、抽搐等。②疏肝理气、通经止痛。主治肝区痛、胁肋痛、胃脘痛、绿风内障、蛇串疮。③补肾养肝、活血明目。主治眼疾、云雾移睛、眼底出血。④疏肝利胆。肝胆疾患所致之目黄、胁肋痛等	同心穴。①中风偏瘫，配耳神门、心、肾、脑相应部位；②月经不调，配耳神门、心、脾、肾、内分泌；③肝郁胃脘痛，配胃、三焦、耳神门；④眼疾，配心、脾、肾、眼、目1、目2
脾	耳甲腔的外上方，胃的后下方	①健脾生肌。主治纳差、肌痹、四肢痿证。②健脾益血。主治月经不调、月经量少、出血疾病等。③健脾利湿。主治腹胀、便溏、着痹。④补中益气。主治久泻、脱肛、子宫脱垂。⑤清热利湿。主治口疮、唇烂。⑥健脾和胃。主治纳差、胃脘痛等症	同心穴。①纳差，配胃；②月经不调，配肝、肾、子宫；③脱肛，配直肠、三焦；④子宫脱垂，配胃、内分泌、子宫；⑤久泻，配胃、大肠、小肠、肾；⑥着痹，配肝、肾、三焦、相应部位；⑦口疮，配舌、心、肾
肾	对耳轮上、下脚分叉处下方，在耳甲艇内	①补肾固精、滋阴壮阳。主治阳痿，遗精，不育症，肾阳不足所致不寐、青盲、头昏、目眩。②补肾健脑、益髓增骨。主治不寐、健忘、脱骨疽、牙齿松动、尿少、浮肿等。③补肾益肺、补气平喘。主治肾不纳气作喘。④补肾聪耳、滋水生发。⑤调理膀胱。主治遗尿、癃闭、五更泻、耳鸣、耳聋、斑秃	同心穴。①阳痿及不育症，配脾、肝、心、子宫；②不寐，配耳神门、内分泌、心、脾；③脱骨疽，配肝、脾、心、耳神门、内分泌；④水肿，配心、脾、内分泌、三焦、相应部位；⑤肾虚喘，配平喘、气管、肺；⑥耳鸣，配肝、脑、内耳；⑦斑秃，配肝、脾、脑；⑧青盲，配眼、肝、脾、心、耳神门
小肠	耳轮角上方中1/3处，与食道穴相对	①主消化吸收，分清泌浊。有清热利湿、通便止泻。主治赤痢、尿赤、尿痛。②清热止痛。主治口舌生疮	同心穴。①赤痢，配大肠、心、三焦；②口疮，配心、舌、脾、肾
大肠	耳轮角上方之内1/3处，与口穴相对	①清热洁腑，通便止泻。主治泄泻、便秘。②有止咳平喘之功。兼治咳嗽、喘息	同心穴。①泄泻，配脾、肾、小肠；②便秘，配小肠、肾、三焦；③咳喘，配肺、气管、平喘穴
胆	肝肾两穴之间	疏肝利胆、理气止痛。主治胁肋痛、偏头痛、胆结石、目黄、蛇串疮、疟疾	同心穴。①胁肋痛，配三焦、肝；②偏头痛，配相应部位、太阳穴（颞）；③胆结石，配肝、三焦、交感、大肠；④蛇串疮，配心、肝、肺、三焦；⑤疟疾，配肝、脾、皮质下、内分泌
胃	耳轮脚消失处周围	健脾和胃、补中益气、疏肝理气、和胃降逆。主治纳差、胃脘痛、恶心、呕吐、呃逆、癫狂	同心穴。①纳差，配脾；②胃脘痛，配肝、脾、耳神门；③恶心、呕吐，配肝、脾、三焦；④呃逆，配肝、脾、交感；⑤癫狂，配肝、脾、脑、耳神门。

耳　穴	定　位	功能及主治	治疗方法
膀胱	对耳轮下脚的前下方，大肠穴上方	调理膀胱湿热、补肾益气。主治癃闭、尿急、尿频、遗尿、石淋	同心穴。①癃闭，配肾、三焦、内分泌；②遗尿，配肾、脾、三焦、交感；③石淋，配肾、尿道、三焦
三焦	耳甲腔底部屏间切迹上方	理气止痛、补心养肺、健脾益胃、补肾利水、滋水止渴。主治胁肋痛、消渴、癃闭、遗尿、水肿等证	同心穴。①胁肋痛，配胆、肝、相应部位；②消渴，配心、肺、脾、胃、肾、膀胱；③水肿，配肾、脾、尿道
耳尖	耳尖穴在耳尖上，卷耳尖上是穴，耳轮顶端	活血止痛。主治感冒发热、暴发火眼、眼生翳膜、痄腮、针眼	三棱针点刺放血2～3滴；灯心草灸1壮；艾条灸3～5分钟 ①暴发火眼（目赤肿瘤），配心、肺；②眼生翳膜，配肝、胆；③痄腮，配三焦、肺；④感冒发热，配肺、三焦
耳尖前：又名痔核点。	与对耳轮上脚下缘同水平的耳轮处	通经活络，消肿止痛。主治痔疮	针、灸、按摩、贴压药籽。痔疮配大肠
结节：又名肝阳1、2	耳轮结节处	舒肝利胆。主治肝区痛	同心穴。肝区痛配肝、胆、脾、胃
耳轮：共6点	自耳轮结节下缘至耳垂下缘中点划为五等份共6点。由上而下分为轮$_{1~6}$	清热解毒、活血止痛。主治乳蛾、喉痹、头痛、眩晕	针、灸、放血、贴压、按摩。①乳蛾，配肺、三焦、耳尖；②头痛，配降压沟、肝、胆
结节内：又名过敏点、荨麻疹点	指、腕两穴之间	祛风止痒，养血安神。主治风疹块、痒疹	同心穴。①风疹块，配心、脾、耳神门、相应部位；②痒疹，配耳神门、相应部位
膝：又名膝关节	对耳轮上脚的中部	疏通经络，祛风止痛。主治痹证、膝关节肿痛	同心穴。①痛痹，配肝、肾；②着痹，配脾、三焦、肘
坐骨神经点	对耳轮下脚中1/3处	治坐骨神经痛验穴。疏通经络、活血止痛。主治腿疼、下肢偏瘫	同心穴。①下肢痛，配胆、三焦、膝；②下肢偏瘫，配脑、三焦、心、肝、肾
下肢端：又名交感	对耳轮下脚的末端	治自主神经功能紊乱验穴。疏经理气，活血止痛，养血安神，舒肝利胆，通淋排石。主治肝区痛、胆结石、石淋、脱骨疽、胸痹、脉痹、心悸、自汗、盗汗、眼疾、胸腹手术耳针麻醉、抑制胃酸	同心穴。①肝区痛，配肝、胆、三焦；②胆结石，配肝、胆、三焦；③石淋，配肾、膀胱、输尿管；④脱骨疽，配心、肾、脾；⑤心悸，配心、耳神门；⑥心缓，配心、脾、内分泌、肾；⑦胸腹手术，配耳神门、胃、相应部位

耳　穴	定　位	功能及主治	治疗方法
耳神门	对耳轮上、下脚分叉处稍上方	镇静止痛、安神止痉验穴。有养血安神、平肝息风、祛痰止咳、活血止痛之功。主治不寐、脏躁、咳喘、痫病、高血压、麻醉	同心穴。①不寐　配心、肾、脾、脑；②脏躁　配心、肝、三焦、交感；③喘咳　配肺、平喘、脾；④痫病　配肝、心、脾；⑤高血压　配肝、心、肾、降压沟
内生殖器：又名子宫、精宫、天癸	三角窝底之中部凹陷处	治妇科病和不育症验穴。调理冲任、温经止痛、补肾养肝、健脾利湿。主治月经不调、痛经、带下、闭经、崩漏、不育症、睾丸抽痛	同心穴。①月经不调、经闭，配肝、脾、肾、交感；②带下，配脾、内分泌；③不育症，配肝、脾、肾；④睾丸抽痛，配肝、肾、耳神门
角窝上：又名降压点	三角窝内上方	降压验穴。补肾调肝、养血安神、祛风止痛。主治头痛、眩晕、高血压	同心穴。①头痛眩晕，配肝、肾、耳神门、脑；②高血压，配降压沟、肝、肾、心、耳神门
对屏尖：又名平喘、腮腺	对耳屏的尖端	治喘息及疖腮验穴。宣肺止咳、理气平喘、清热解毒。主治喘息、咳嗽、疖腮	同心穴。①咳喘，配肺、脾、肾、交感；②疖腮，配耳尖放血或用灯心草灸
下屏尖：又名肾上腺	耳屏下部隆起的尖端	调节肾上腺和肾上腺皮质激素功能验穴。清热解毒、活血化瘀、醒脑开窍、止咳平喘、祛风止痒。主治感冒伤风、行痹、昏厥、脉痹、喘咳发热、风疹块	同心穴。①伤心感冒，配肺、三焦、耳尖放血；②脱骨疽，配肝、心、肾、耳神门；③喘息，配平喘、肺、脾、肾；④风疹块，配心、肾、交感、相应部位
皮质下	对耳屏内侧下 1/2。	调节大脑皮质兴奋和抑制验穴。醒脑开窍、补中益气、活血。主治昏厥、内脏下垂	同心穴。①昏厥，配耳神门、交感、心、肾；②内脏下垂，配脾、胃、肾、交感
缘中：又名脑点	对屏尖与轮屏切迹的中点之间	治脑垂体功能障碍验穴。有健脾补肾、调理冲任之功。主治健忘、月经过多、尿崩	同心穴。①月经过多，配子宫、脾、肝、肾；②尿崩，配肾、交感、三焦、脾；③健忘，配肝、肾、脾
屏间：又名内分泌	耳甲腔底部屏间切迹内	调节内分泌紊乱各种病症验穴。调理冲任、补肾健脾、滋阴壮阳。主治月经不调、不育症、阳痿、痹证、纳差、疟疾、风疹块	同心穴。①月经不调，配子宫、脾、肝、肾；②不育症、阳痿，配肾、脾、肝、子宫；③痹证，配肝、脾、肾、三焦、相应部位；④疟疾，配肾上腺、肝、肾、皮质下
耳中：又名膈。	耳轮脚	治膈肌痉挛验穴。降逆止呃、止咳定喘、养脏止血。主治呃逆、咳喘、内脏出血、崩漏、鼻衄	同心穴。①呃逆，配肝、胃、耳神门、三焦；②咳喘，配肺、平喘、胃；③出血，配肝、内分泌、肾、子宫
直肠：又名直肠下段	耳轮起始部，近屏上切迹处	治痔疮、脱肛验穴。活血消肿、补中提肛、清热利湿。主治内、外痔，脱肛，痢疾引起的下坠、便秘	同心穴。①内、外痔，配大肠、肺、皮质下；②脱肛，配脾、胃、脑、大肠；③痢疾下坠，配大肠、小肠；④便秘，配大肠、艇中、腹

耳　穴	定　位	功能及主治	治疗方法
尿道	与对耳轮下脚下缘同水平的耳轮处	治尿道疾患验穴。清热利湿。主治尿急、尿频、癃闭、石淋	同心穴。①尿急、尿频，配膀胱、三焦、肾；②癃闭，配膀胱、三焦、内分泌；③石淋，配膀胱、三焦、内分泌、肾
外生殖器	与对耳轮下脚上缘同水平的耳轮处	治疗外生殖器病症验穴。清热利湿、补肾止痒。主治阴部肿痛、湿疹、阳痿	同心穴。①阴部肿痛、湿疹，配肾、三焦、子宫；②阳痿，配肾、肝、耳神门
外鼻	耳屏正中	治鼻疖、酒渣鼻验穴。清热解表。主治鼻疖、酒渣鼻	同心穴。①鼻疖，配肺、三焦；②酒渣鼻，配肺、三焦、结节内
内鼻	耳屏内侧面的下二分之一处	治鼻疾及外感验穴。清热解表、通经开窍。主治鼻渊、鼻衄、伤风感冒	同心穴。①鼻渊，配肺、大肠；②伤风感冒，配肺、肾上腺
口	外耳道口后上方	治面瘫、口疮验穴。温通经络、祛风散寒、活血止痛。主治面瘫、口疮	同心穴。①面瘫，配胃、大肠；②口疮，配心、脾、肾、三焦
食道	耳轮脚下方中二分之一处	治吞咽困难验穴。有通利食管、增进食欲、开胸顺气之功。主治吞咽困难、食管痛	同心穴。①吞咽困难，配胃、三焦；②食管痛，配胃、脾、肝、三焦
十二指肠	耳轮脚上方的外1/3处，与贲门穴相对	治十二指肠溃疡验穴。理气和胃、活血止痛。主治胃脘痛	同心穴。胃脘痛配胃、肝、脾、三焦、耳神门
阑尾	大、小肠两穴之间	治肠痈（阑尾炎）验穴。清热解毒、活血止痛。主治肠痈（阑尾炎）	同心穴。与大肠、肺、交感配治肠痈
颊	5、6区交界线周围	治疗面部病症验穴。有温经络、祛风邪、镇痛之功。主治面瘫面痛、痄腮、痤疮	同心穴。①面瘫，配胃、口、大肠、肝、脾；②面痛，配胃、肝、胆；③痄腮，配耳尖、三焦、胆；④面颊疖肿及痤疮，配内分泌、肺、外鼻
眼	5区	治疗眼疾验穴，清头明目、养血益精。主治目赤肿痛、针眼、眼生翳膜、视瞻昏渺、近视眼等	同心穴，可放血。①目赤肿痛，配肺、肝、耳尖放血；②针眼，配肝、胃、耳尖放血；③眼生翳膜，配肝、胆、耳尖放血；④青盲，配肝、肾、胆、脾、耳神门；⑤近视，配肝、肾、脾
耳背沟：又名降压沟	对耳轮上、下脚及对耳轮的耳郭背面呈"Y"形凹沟部分	降血压验穴。清头降压、补肾调肝、养血安神。主治高血压	三棱针放血、贴压药籽、磁珠；与肝、肾、耳神门、心配治疗高血压病
目1、目2	屏间切迹前下方为目1，后下方为目2	清头明目，养血益精。主治目赤肿痛、针眼、目翳、青盲、视物不清、近视等眼疾	治法、配方同眼

续表

耳　穴	定　位	功能及主治	治疗方法
颈椎胸椎腰骶椎	轮屏切迹至对耳轮上、下脚分叉处分五等份，下 1/5 为颈椎，中 2/5 为胸椎，上 2/5 为腰骶椎	治颈椎、胸椎、腰骶椎病症验穴。疏通督脉、活血镇痛。主治骨痹、颈、胸、腰骶部疼痛	同心穴；①颈椎病，配心、肝、三焦、耳神门；②胸椎痛，配心、三焦、肝、耳神门；③腰骶椎痛，配肾、大肠、三焦、耳神门
耳孔区：是古代灸穴	耳道孔中	治口眼歪斜验穴。祛风散寒、温经通络。主治口眼歪斜、面瘫	灸 4～20 壮；治面瘫与颊、胃、脾、肝配可提高疗效

五、常用药物籽的功用

王不留行

王不留行为石竹科植物麦蓝菜的干燥成熟种子。产于我国辽宁、黑龙江、河北、山东、山西、湖北等省。

性味　苦，平。

归经　入肝、肾二经。

功效　通乳消肿，行血调经。

主治　乳汁不通、闭经、乳痛、疖肿、疼痛等病症。

主要化学成分　种子含王不留行皂苷，糖类。

按　本品是耳穴贴压常用药物之一。其色黑，表面光滑，大小适宜，来源广泛。有补益肾气之功。

用此药作耳穴贴压治疗各种病症。

绿豆

绿豆为豆科菜类植物，种子入药。我国各地均产。

性味　甘，寒。

归经　入心、胃二经。

功效　清热解毒，祛暑止渴。

主治　预防中暑，暑热烦渴，疮疖肿毒。

按　本品是耳穴贴压常用药籽之一。其质硬色绿，表面光滑，来源广泛。有调肝祛风、养心通络、祛暑解毒之功。故用于耳穴贴压治疗各种病症。

莱菔子

莱菔子又名萝卜子，为十字科草本植物，种子入药。各地均产。

性味　辛，平。

归经　入脾、胃、肺三经。

功效　下气定喘，化痰消食。

主治　胸腹胀满，食积气滞作痛，痰喘咳嗽，下痢后重。

据以上作用，又取其质硬、表面光滑、来源广等优点，故作为耳穴贴压的常用药之一。治疗腹胀、纳差、咳喘、下痢后重等病症。

白芥子

白芥子为十字花科植物，产于我国四川、山西等地，南欧、亚洲各地均产。

性味　辛，温。

归经　入肺经。

功效　豁痰利气，散结止痛。

主治　咳嗽，胸胁支满，寒痰壅滞，痹证，痰滞经络。

按　李时珍用其利气豁痰、除寒暖中、散肿止痛，治咳喘反胃、痹木脚气、筋骨腰节诸痛。因本药质硬，表面光滑，药源广，故亦为耳穴贴压常用药之一。

急性子

急性子为凤仙科凤仙药草属植物，种子入药。全国各地均有栽培。

性味　微苦，温。

归经　入心、肝二经。

功效　活血通经，软坚散积。

主治　经闭，月经不调，难产，骨鲠咽喉，肿块积聚，泄泻，痢疾。

其药质硬，表面光滑，药源广，故也是耳穴贴压常用药之一。